DU

CALCUL VÉSICAL

ET DE

LA LITHOTRITIE

CHEZ LES ENFANTS

PAR

Gaetan FOURNIER,

Docteur en médecine de la Faculté de Paris,
Pharmacien de 1re classe,
Ex-interne des hôpitaux.

PARIS

ADRIEN DELAHAYE, LIBRAIRE-ÉDITEUR

PLACE DE L'ÉCOLE-DE-MÉDECINE

—

1874

DU
CALCUL VÉSICAL

ET DE
LA LITHOTRITIE
CHEZ LES ENFANTS

PAR

Gaetan FOURNIER,

Docteur en médecine de la Faculté de Paris,
Pharmacien de 1re classe,
Ex-interne des hôpitaux.

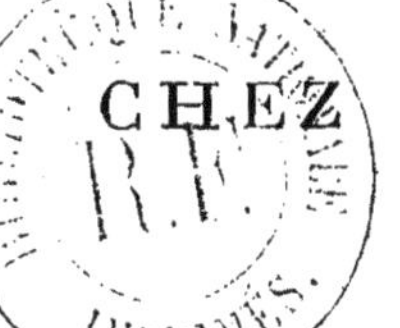

PARIS
ADRIEN DELAHAYE, LIBRAIRE-ÉDITEUR
PLACE DE L'ÉCOLE-DE-MÉDECINE

—

1874

CALCUL VÉSICAL

ET DE LA LITHOTRITIE

CHEZ LES ENFANTS

AVANT-PROPOS.

Me trouvant cette année à l'hôpital des Enfants, j'eus l'occasion de voir M. le Dr de Saint-Germain opérer par la lithotritie un jeune garçon calculeux ; l'opération, ainsi qu'on le verra plus loin, réussit parfaitement et l'enfant sortit très-bien guéri. Peu de temps après se présenta dans le service un second enfant également atteint de calcul vésical. M. de Saint-Germain l'opéra de la même façon que le premier et l'enfant fut de même facilement et rapidement débarrassé de sa pierre. Ces deux opérations suivies d'un pareil succès attirèrent mon attention. Jusqu'alors j'avais appris que le traitement clinique du calcul vésical chez les enfants était la taille. Dans ce même hôpital, j'avais vu M. le Dr Giraldès employer constamment ce procédé.

En Angleterre et en Belgique, où le nombre des enfants calculeux est un peu plus considérable qu'en France, c'est toujours à la taille qu'on a recours. Si Thompson a pratiqué quelquefois la lithotritie, il ne l'admet qu'exceptionnellement ; Holmes la repousse d'une façon presque absolue. Afin de me faire une opinion personnelle à ce sujet, je me mis à étudier la maladie de la pierre chez les enfants ; c'est le résultat de ce travail que j'expose ici.

Il sera divisé en trois parties :

Dans la première partie, je parlerai des calculs vésicaux en général et de leur fréquence chez les enfants.

Dans la deuxième, je traiterai des symptômes et du diagnostic de cette affection.

Dans la troisième, je passerai rapidement en revue les divers traitements et m'étendrai sur la lithotritie qui me paraît avoir été trop rarement employée chez les enfants. Pour arriver à cette conclusion il m'a suffi de parcourir les ouvrages de Civiale, Guersant, Jobert de Lamballe, Dolbeau, etc., etc. Loin de moi la prétention de vouloir dire que la lithotritie est applicable à tous les cas ; mais je pense avec M. le professeur Dolbeau que : « Tous les ef- « forts doivent tendre aujourd'hui à déposséder de plus « en plus la taille qui désormais ne doit plus être qu'une « méthode d'exception. » (Dolbeau, *Traité de la pierre,* p. 90.)

PREMIÈRE PARTIE

De la fréquence des calculs chez les enfants

La statistique médicale nous montre que les enfants sont très-fréquemment atteints de calculs urinaires. La plus grande fréquence s'observe dans les dix premières années de la vie, puis elle va en diminuant jusqu'à l'âge de 40 ans, époque à laquelle le nombre des calculeux augmente avec l'âge. — Gross, dans une statistique de 6,042 cas recueillis en France, Angleterre et Russie, trouve 2,334 enfants de 1 à 10 ans. — Sur 478 calculeux traités dans l'espace de 44 ans dans les hôpitaux de Norfolk et de Norwich, 227 avaient moins de 14 ans. Le tableau suivant de M. Prout (On gravel, etc., p. 210) montre plus de la moitié du nombre total des calculeux âgés de moins de 14 ans : Sur 1103 individus ayant des calculs dans la vessie, 509 étaient âgés de 14 ans et au-dessus, et 594 n'avaient pas dépassé cet âge. D'où il suivrait que les enfants depuis la naissance jusqu'à l'âge de 12 à 14 ans seraient très-sujets à la pierre. Le tableau suivant nous donne la proportion des calculeux suivant l'âge :

Tableau du nombre des calculeux aux différents âges par H. THOMPSON (*Traité prat. des mal. des voies urinaires*, p. 722, 1874).

Age du sujet.	Nombre des malades calculeux.	Age du sujet.	Nombre des malades calculeux.	Age du sujet	Nombre des malades calculeux.
1	7	29	3	55	23
2	74	30	14	56	26
3	116	28	7	57	25
4	153	31	9	58	16
5	123	32	9	59	22
6	90	33	5	60	33
7	86	34	3	61	17
8	49	35	14	62	22
9	57	36	4	63	22
10	60	37	21	64	16
11	35	38	4	65	26
12	58	39	7	66	20
13	32	40	11	67	14
14	35	41	4	68	17
15	26	42	17	69	8
16	27	43	11	70	16
17	18	44	4	71	8
18	26	45	17	72	5
19	10	46	11	73	4
20	13	47	15	74	2
21	12	48	6	75	9
22	10	49	10	76	4
23	9	50	23	77	0
24	12	51	15	78	1
25	11	52	11	79	0
26	10	53	17	80	4
27	5	54	25	81	1
					1827

De ce tableau découlent les conclusions suivantes :

1° Un tiers des calculeux (observés dans les hôpitaux) appartient aux six ou sept premières années de la vie.

2° Moitié du nombre total se montre avant 12 ans ;

Autre Tableau indiquant la proportion des calculeux
suivant l'âge.

Sur 5.376 malades il s'est trouvé :

1,946 jusqu'à 10 ans.	943 de 10 à 20 ans.
460 de 20 à 30	330 de 30 à 40 —
391 de 40 à 50	513 de 50 à 60 —
577 de 60 à 70	199 de 70 à 80 —
17 au delà de 80 ans.	

Ce qui donne environ 2,416 enfants, 2,167 adultes et
793 vieillards. (Dolbeau, *loc. cit.*)

Cette maladie n'a pas la même fréquence dans tous les
pays. Il y a longtemps qu'on a noté la fréquence des calculs
en Angleterre et en Hollande. Elle est relativement rare
en France ; à l'hôpital des Enfants-Malades où l'on admet
par année environ trois cents enfants des deux sexes au-
dessous de l'âge de 15 ans, le nombre moyen des cas de
pierre est de six par an. Il est beaucoup plus considérable
en Perse ; M. le Dr Tholozan, dans une période de huit
ans, de 1852 à 1860, a opéré 156 individus atteints de la
pierre, sur lesquels 118 étaient des sujets âgés de moins
de 15 ans.

Quant à la cause de cette maladie, elle est difficile à
fixer ; on rencontre des calculs même chez les enfants qui
viennent de naître.

Il est assez fréquent de trouver dans les reins des nou-
veau-nés des infarctus d'acide urique ; cette affection
consiste dans la réplétion des canalicules droits par des
sels d'acide urique, et spécialement d'urate d'ammoniaque qui se déposent sur les cellules épithéliales ; les réactions chimiques ne laissent aucun doute sur la nature de
ces concrétions, car ils se dissolvent dans l'acide acétique,
et l'acide urique se précipite en cristaux rhomboédri-
ques.

On a attribué une grande influence à l'hérédité ; Stahl a même dit : « Nullum se vidisse calculosum, nisi ejus « pater aut consanguincorum aliquis hoc eodem morbo « vel arthritide laboraverit. » Cette opinion est peut-être un peu trop absolue ; il y a cependant beaucoup d'observations exactes qui donnent l'hérédité ou l'existence dans la famille d'affections goutteuses ou rhumatismales, comme causes puissantes.

Pour l'adulte on invoque le genre de vie comme cause fréquente d'arthritisme et de lithiase ; la nourriture fortement azotée, l'usage de vins généreux, un exercice insuffisant, etc., etc. Pour l'enfant les causes seraient toutes différentes, car c'est surtout dans les classes peu aisées que se rencontrent les enfants calculeux : la mauvaise qualité et l'insuffisance des aliments, la privation d'un air pur, le défaut d'exercice au soleil, l'humidité qui les baigne sans cesse sont des circonstances qui modifient l'organisme, et troublent les fonctions d'assimilation. C'est peut-être là qu'est la cause de la fréquence de cette affection chez les enfants des classes pauvres.

GÉNÉRALITÉ SUR LES CALCULS.

Sous le rapport des propriétés physiques, les calculs vésicaux sont identiques chez l'enfant et chez l'adulte. Leur grosseur peut varier depuis les plus petites granulations qui sortent avec l'urine sous forme de sable, jusqu'à des masses énormes : Guersant dit avoir enlevé à un enfant de 7 ans un calcul qui avait cinq centimètres dans son grand diamètre et trois et demi dans l'autre. Ils ne sont pas toujours solitaires : on peut en trouver deux ou trois ; quelquefois même leur nombre peut s'élever à des centaines. Mais cependant les calculs multiples sont rares chez les enfants.

En général ovoïdes, ils peuvent affecter les formes les plus bizarres : souvent ils présentent un étranglement, ou un prolongement dans le col vésical qui est si facilement dilatable chez l'enfant. Quelques-uns offrent des aspérités, des tubercules qui leur donnent quelque ressemblance avec une mûre, d'où leurs noms de calculs *mûraux* : ce sont généralement des calculs d'oxalate de chaux ; mais tous les calculs d'oxalate de chaux ne sont pas mûraux, ils sont parfois parfaitement lisses.

Leur consistance présente des différences infinies, depuis une mollesse voisine de la fluidité jusqu'à une dureté égale à celle du marbre. Cette consistance dépend de plusieurs causes : d'abord de leur composition chimique, généralement les calculs d'oxalate de chaux sont beaucoup plus durs que ceux d'acide urique, et que ceux de phosphate de chaux. Mais elle dépend aussi du temps que le calcul a mis à se former ; une petite pierre qui a séjourné longtemps dans la vessie est ordinairement dure ; une pierre un peu grosse qui s'est formée rapidement sera tendre. On peut dire en général que la dureté de la pierre est en raison inverse du temps qu'elle a mis à se former.

Leur configuration intérieure n'est pas non plus la même pour tous : les uns semblent formés de petits granules juxtaposés, agglutinés entre eux par de la matière organique ; généralement leur composition et leur aspect lorsqu'on les casse est la même dans tous les points (oxalate de chaux). Dans d'autres au contraire on trouve au centre un noyau entouré de dépôts successifs, séparés par des couches distinctes, ce qui donne à ces calculs l'as-

pect d'un bulbe d'oignon. On les appelle calculs lamelleux.

Ce noyau peut être un gravier descendu des reins, du
mucus, un caillot de sang, un fragment d'os, de bois, un
fétu de paille, une aiguille, une épingle, un haricot, une
plume, un caillou, etc., etc. La présence de ces corps
étrangers au centre d'un calcul est surtout très-fréquente
chez les petites filles. On trouvera dans le Traité de l'affection calculeuse, de Civiale, une longue énumération
des corps étrangers trouvés dans la vessie.

COMPOSITION CHIMIQUE DES CALCULS.

En présence d'une pierre qu'on vient d'extraire de la
vessie plusieurs questions se présentent naturellement à
l'esprit. Quelle est la nature, la composition chimique
de cette pierre ? Quel a été le mécanisme et la cause de sa
formation ?

Ces différentes questions peuvent être résolues en partie ; mais nous devons avouer que, si la nature des calculs et le mécanisme de leur accroissement nous sont
connus, leur cause première nous échappe presque complètement. Cette dernière question a donné lieu à bien des
théories, à bien des controverses, mais la lumière n'est
pas encore faite à cet égard.

Le mécanisme de la production et de l'accroissement
est plus facile à concevoir. On sait combien est fréquente
la présence dans les voies urinaires de graviers descendus
des reins ; ces graviers arrivés dans la vessie peuvent être
expulsés ; mais si l'un d'eux s'y arrête, et que les qualités
de l'urine qui ont donné lieu à sa formation persistent, il
s'accroîtra par l'addition de nouvelles molécules identi-

ques à celle qui le composent : c'est ainsi que se forment les calculs d'acide urique.

D'autres fois le passage souvent répété de la gravelle, quelle que soit d'ailleurs sa nature chimique, donnera lieu à un certain degré d'inflammation de la muqueuse vésicale. Le résultat de cette phlegmasie passagère sera la production d'une matière animale qui pourra réunir ensemble plusieurs grains calculeux, et constituer une pierre (calcul granuleux).

Dans d'autres cas l'irritation de la vessie aura pour conséquence une modification dans la nature chimique de l'urine; d'acide elle deviendra alcaline, et à la surface d'un gravier, elle laissera déposer des phosphates terreux. La pierre une fois formée on comprend que l'alternance des couches sera en rapport de composition chimique avec les variations qui pourraient survenir dans l'urine. Ainsi se forment les calculs lamelleux, et les pierres composées.

C'est encore à cette cause qu'il faut rattacher la formation de la pierre autour des corps étrangers introduits dans la vessie.

M. Wurtz explique de la façon suivante comment une très-légère variation dans la composition de l'urine peut donner lieu à la formation d'un dépôt : L'urine tient en dissolution une quantité appréciable d'acide urique grâce à la présence de phosphate alcalin ; que la proportion de phosphate vienne à diminuer, l'acide urique se déposera. D'autre part l'urine tient en dissolution un grand nombre de sels insolubles (phosphates) à la faveur de son acidité normale ; si la petite quantité d'acide libre vient à disparaître, le phosphate de chaux se déposera.

« Enfin l'inflammation de la vessie, des urétères, peut

« amener la décomposition de l'urée en sels ammonia-
« caux, d'où résulte une réaction alcaline qui permet
« elle-même la précipitation des sels insolubles. » (Dolbeau, *loc. cit.*, p. 30.)

Les substances que l'analyse chimique a fait découvrir
dans les calculs sont en petit nombre ; ils se composent
habituellement : d'acide urique, urate d'ammoniaque,
de potasse, de soude, de chaux, de magnésie ; de phosphates, d'oxalates des mêmes bases, d'oxyde xanthique,
de cystine, de silice et d'une matière animale qui varie à
l'infini, eu égard à sa quantité, sa densité, etc., etc. De
ces substances les plus communes sont l'acide urique,
puis l'oxalate de chaux, après quoi viennent les calculs de
phosphates et de cystine. Suivant que ces substances se
trouvent isolées, ou réunies pour composer un calcul, on
a divisé les calculs en calculs simples et calculs composés.
Houel a classé de la façon suivante les 179 calculs qui se
trouvent au musée Dupuytren.

Sur 179 calculs, 70 sont simples et se divisent ainsi :

Acide urique..........	42	Oxalate de chaux......	10
Urate d'ammoniaque...	2	Urate de magnésie.....	1
Phosphate de chaux...	7	Phosphate ammoniaco-	
Cystine..............	1	magnésien........	7

On voit que les calculs d'acide urique sont de beaucoup
les plus fréquents.

Les calculs composés sont répartis ainsi :

Acide urique et phosphate de chaux........	9
Phosphates terreux......................	19
Acide urique et urate d'ammoniaque.......	5
Urate de magnésie et phosphates terreux...	4
Oxalate et phosphate de chaux.......... ..	18
Acide urique et oxalate de chaux..........	15
Urate d'ammoniaque et phosphates terreux..	6
Acide urique, oxalate de chaux, urate de ma-	
gnésie et phosphates terreux........	12

Enfin les calculs contenant au centre un corps étranger sont tous formés de phosphates terreux.

Comme il est important pour le médecin de déterminer la nature chimique de ces calculs, nous donnons les caractères des principaux :

Calculs uriques. — Les calculs d'acide urique se présentent le plus souvent sous l'aspect de petits rognons d'un rouge brun, ou d'un jaune brunâtre, dont la surface est parsemée d'aspérités arrondies. Leur cassure est terreuse ou partiellement cristalline. Ils sont solubles dans la potasse ; insolubles dans l'alcool, l'acide acétique. Si on les dissout dans l'acide azotique et qu'on évapore la solution en présence de vapeurs ammoniacales, il se produit une coloration rose, due à la formation de murexide ; cette réaction est caractéristique.

Les calculs d'urate d'ammoniaque sont petits, blancs, ou d'un gris argileux ; leur surface est tantôt lisse, tantôt mamelonnée ; leur cassure est terreuse : ils sont formés de couches concentriques. Ces calculs présentent tous les caractères de l'acide urique ; ils se dissolvent dans la potasse en dégageant de l'ammoniaque.

Calculs d'oxalate de chaux. — Ces calculs présentent généralement une surface inégale, formée de mamelons arrondis, qui rappelle celle des mûres, et leur a fait donner le nom de calculs mûraux. Leur couleur est brune ou d'un vert noirâtre ; elle est due sans doute à la présence de la matière colorante du sang. A la calcination ils laissent un résidu de carbonate de chaux ; et dégagent de l'oxyde de carbone reconnaissable à sa flamme bleue, lorsqu'on les traite à chaud par l'acide sulfurique con-

centré. Ils sont insolubles dans l'acide acétique, mais solubles dans l'acide azotique et présentent tous les caractères des sels de chaux.

Avec les calculs d'acide urique, les calculs mûraux sont
les plus fréquents chez les enfants.

Calculs phosphatiques. — Les calculs de *phosphate de
chaux* sont unis et d'un brun clair. Ils se composent de
lamelles régulières placées les unes sur les autres. Leur
cassure est striée et offre quelquefois une apparence de
cristallisation. Ils se dissolvent sans effervescence dans les
acides ; cette dissolution traitée par le perchlorure de fer
et l'ammoniaque donne naissance à un dépôt de phosphate de fer, et il reste dans la liqueur de la chaux dont
on peut reconnaître la présence au moyen de l'oxalate
d'ammoniaque.

Les calculs de *phosphate ammoniaco-magnésien* sont
blancs et couverts de petits cristaux brillants. Ils se pul-
vérisent très-facilement. Parfois aussi, mais ce cas est
rare, ces calculs sont durs, demi-transparents, cristallins
dans leur cassure. Le phosphate ammoniaco-magnésien
se dissout dans les acides ; l'acide phosphorique peut être
précipité de cette solution par le perchlorure de fer et
l'ammoniaque, et il reste dans la liqueur un sel de magnésie qui ne précipite pas par le carbonate d'ammoniaque, mais qui donne avec le phosphate de soude ammo-
niacal un précipité de phosphate ammoniaco-magnésien.

Le phosphate de chaux est souvent mêlé au phosphate
ammoniaco-magnésien. Les calculs résultant de ce mé-
lange sont crétacés et terreux. Leur intérieur renferme
parfois des cavités remplies de cristaux de ce dernier
phosphate ; par la calcination ils noircissent, dégagent

de l'ammoniaque puis entrent en fusion. L'acide chlorhy-
drique les dissout facilement ; la liqueur neutralisée, puis
additionnée d'oxalate d'ammoniaque, laisse déposer de
l'oxalate de chaux ; l'ammoniaque y détermine un précipité blanc de phosphate ammoniaco-magnésien.

Calculs cystiques. — Les calculs de cystine sont cris-
tallisés, d'un jaune pâle ; jetés sur des charbons ardents,
ils répandent une odeur alliacée. Ils sont solubles dans
les acides faibles ; on peut déceler le soufre qu'ils contiennent en les traitant par l'eau régale : il se dégage de
l'acide sulfureux.

Calculs xanthiques. — Les calculs de xanthine sont
tantôt lisses et luisants, tantôt mats et terreux ; leur cassure est brunâtre, ils sont formés de couches concentriques bien nettes.

Ils se distinguent des calculs d'acide urique par leur
insolubilité dans le carbonate de potasse, et par la coloration jaune invariable que présente le résidu de l'évapo-
ration de leur solution azotique même en présence des
vapeurs ammoniacales.

Enfin on observe encore des calculs plus rares, composés de substances qui d'ordinaire n'entrent pas dans
leur composition. Tels sont le calcul fibrineux observé par
M. Marcet ; les deux calculs siliceux de Fourcroy et
Vauquelin, et le calcul minéral de M. Boussingault qui
ne contenait pas trace de matière animale.

DEUXIÈME PARTIE

Symptômes, Diagnostic du calcul vésical chez les enfants.

SYMPTÔMES. — Les symptômes du calcul vésical chez les enfants sont les mêmes que chez l'adulte ; ils présentent cependant certaines particularités dues à l'âge des sujets.

D'abord le début si souvent insidieux chez l'adulte qui cependant sait apprécier et rendre compte de ce qu'il éprouve d'anormal, est bien plus obscur encore chez l'enfant ; le plus souvent il n'a pas conscience des troubles qui surviennent dans sa santé. Le chirurgien se trouve ainsi privé d'une source précieuse de renseignements.

Avant qu'apparaisse la douleur, l'adulte sait que depuis quelque temps déjà il a des envies plus fréquentes d'uriner ; l'enfant n'en a pas conscience ; il pisse au lit ; comme c'est une maladie assez commune dans l'enfance, la mère s'en préoccupe médiocrement, espérant que cette mauvaise habitude passera avec l'âge. Malheureusement il n'en est rien ; bientôt, non-seulement l'enfant pisse au lit, mais il urine aussi dans son pantalon, involontairement ; cette *incontinence d'urine* est un des premiers symptômes.

Puis en apparaît un autre qui éveille davantage l'attention des parents : c'est le symptôme *douleur* ; l'enfant ressent au bout du gland un sentiment de chaleur qui l'agace, et le pousse à porter souvent la main sur l'organe qui le fait souffrir ; il tire sans cesse son prépuce qui finit par s'allonger d'une façon anormale ; ces attouchements réitérés amènent des érections, et l'enfant finit par prendre la détestable habitude de se masturber.

Ce *prurit au bout du gland* n'est pas continu, il apparaît ordinairement à la fin de chaque miction, et disparaît peu à peu ; il n'existe pas dans l'intervalle de deux mictions ; l'enfant n'est pas encore malade, il joue et court volontiers avec ses petits camarades. Mais un jour après un exercice un peu violent, une course un peu trop longue, ce qui arrive souvent dans le jeune âge, l'enfant est pris de douleur dans le périnée ; il veut uriner, la miction lui arrache des cris, des pleurs. Quelquefois alors apparaît un symptôme qui manque rarement chez l'adulte, mais peu ordinaire chez l'enfant, nous voulons parler de l'hématurie. Chez l'adulte atteint de calcul vésical, la muqueuse de la vessie est généralement hyperémiée, et plus ou moins altérée ; elle saigne facilement à la suite des frottements exercés par le corps étranger, ou des contractions énergiques qu'exécutent les parois de ce viscère lorsque, à la suite de la miction, elles viennent s'appliquer avec force sur la pierre. L'hématurie est rare chez l'enfant, car généralement la vessie reste saine même lorsqu'elle contient un calcul depuis longtemps déjà.

Un autre symptôme important est l'arrêt brusque dans la miction. Le malade commence à uriner et tout d'un coup le jet de l'urine s'arrête ; cependant la vessie n'es pas vide, le malade éprouve encore le besoin de pisser, il fait des efforts considérables, crie, trépigne, inutilement ; ses efforts ont parfois un tout autre résultat ; ils peuvent amener la procidence de l'anus.

Cet arrêt brusque du jet est-il dû à un spasme du col vésical irrité par la présence d'un corps étranger, ou bien à l'occlusion de l'orifice interne de l'urèthre par le calcul déplacé? Ces deux causes sont vraies et peuvent même coexister.

Il faut ajouter à ces signes que la présence d'un calcul vésical entraîne souvent la rétention d'urine; le col, sans cesse irrité, se contracte avec énergie, et oppose à la sortie de l'urine une résistance que ne peuvent vaincre les contractions de la vessie; celle-ci devient bientôt paresseuse, et l'on est obligé pour soulager le malade d'avoir recours au cathétérisme.

Dans d'autres cas c'est l'incontinence qui prédomine; et c'est l'un des symptômes qui déterminent le plus souvent les parents à vous amener l'enfant. L'incontinence d'urine est souvent une maladie primitive de l'enfance; mais alors elle est nocturne, tandis que s'il y a une pierre dans la vessie elle est constante, existe aussi bien et même plutôt le jour que la nuit.

Tels sont les principaux symptômes de l'existence d'un calcul dans la vessie : fréquence de l'envie d'uriner, douleur au bout du gland, arrêt brusque de la miction, hématurie, ténesme, procidence de l'anus, cystite plus ou moins marquée, généralement assez rare chez l'enfant.

Lorsque tous ces signes sont réunis le diagnostic n'est pas douteux ; mais d'une part quelques-uns peuvent manquer bien qu'il y ait cependant une pierre dans la vessie : aussi lorsque l'un d'eux, quel qu'il soit, existe depuis longtemps déjà et persiste avec opiniâtreté, le chirurgien devra songer à la possibilité d'un calcul vésical; il devra donc explorer la vessie par le cathétérisme; c'est le seul moyen d'assurer son diagnostic.

D'autre part. quelques-uns de ces symptômes, surtout lorsqu'ils sont seuls, peuvent tenir à des causes toutes différentes : certaines affections présentent des symptômes analogues qui pourraient faire penser à un calcul alors qu'il n'y en a pas.

Ainsi, le *phimosis* peut donner lieu à de la douleur, déterminer même l'obstruction de la voie qui doit donner passage à l'urine et consécutivement du ténesme et de la procidence de l'anus ; mais il ne s'accompagne jamais d hématurie ni d'arrêt brusque dans le jet de l'urine, circonstance qui le fera distinguer de l'obstruction des voies urinaires, et, du reste, la simple inspection des parties fera reconnaître l'affection.

L'*atrésie congénitale du méat urinaire* peut occasionner les mêmes symptômes ; le débridement les fait disparaître aussitôt et permet de s'assurer par le cathétérisme qu'il n'y a pas de pierre dans la vessie.

Les affections du rein et de l'uretère peuvent aussi faire croire à l'existence de la pierre, et dans ce cas il est parfois difficile de préciser la véritable nature du mal ; le chirurgien aura pour s'éclairer la palpation et la percussion des flancs, l'examen des urines, l'intermittence cardiaque, les accès de fièvre, les troubles digestifs, et surtout le cathétérisme.

Marche, durée, terminaison. — Rien n'est vague et irrégulier comme la marche, la durée et même la terminaison de la pierre vésicale. Souvent les premiers symptômes passent inaperçus ; c'est généralement lorsque l'enfant souffre beaucoup qu'on le fait voir au médecin ; si une opération ne vient guérir le malade, surviennent d'autres phénomènes qui compliquent la maladie ; les urines deviennent foncées et fétides, la rétention et l'incontinence augmentent, puis apparaissent les douleurs dans les reins, la fièvre avec exacerbation le soir, enfin les troubles digestifs ; l'appétit diminue, la langue est sèche, rugueuse, comme dans les affections graves des voies urinaires ; la digestion devient de plus en plus difficile, la diarrhée se montre, les forces diminuent, l'amaigrissement fait des progrès rapides, et la mort succède à l'épuisement.

« Dans d'autres cas, les douleurs vont en augmentant, chaque émission de l'urine s'accompagne de phénomènes nerveux, convulsifs, qui entraînent des troubles généraux suivis par la mort. Les efforts que font les malades pour rendre quelques gouttes d'urine sont quelquefois très-considérables, et on observe des congestions violentes vers la tête ou les poumons.

« La cause de la mort paraît toujours résider dans les reins. Les altérations de ces organes ont pour résultat l'élimination incomplète de l'urée ou sa décomposition ; alors survient un véritable empoisonnement, dont les phénomènes varient suivant l'appareil organique qui est le plus influencé. » (Dolbeau, *De la pierre*, p. 54.)

DIAGNOSTIC.

Les signes fonctionnels que nous avons énoncés plus haut suffisent parfois, lorsqu'ils sont réunis, pour faire supposer au chirurgien l'existence d'un calcul ; mais la certitude ne peut être donnée que par l'exploration directe des organes. Il faut sonder les malades pour savoir s'ils ont ou s'ils n'ont pas la pierre.

Les enfants étant généralement très-indociles et très-effrayés par la vue des instruments, il est bon avant de procéder au cathétérisme de les anesthésier avec le chloroforme ; on évite ainsi des cris et des mouvements désordonnés qui gênent beaucoup l'opérateur, et en même temps on épargne toute douleur à l'enfant. L'instrument le plus convenable pour explorer la vessie sera une sonde de 3 à 4 millimètres, à bec court et courbé assez brusquement par rapport à la tige principale. Je ne ferai pas la description du cathétérisme ; elle se trouve dans tous les traités de médecine opératoire ; mais je ferai remarquer qu'il faut procéder avec une grande douceur pour ne pas labourer la paroi supérieure de l'urèthre avec le bec de sonde, dont la courbure est brusque.

La sonde introduite dans la vessie, on la porte doucement vers la paroi postérieure de la vessie ; dans 9 cas sur 10, on réussit ainsi à heurter la pierre. Si on ne rencontre rien, on retire légèrement la sonde en faisant tourner le bec tantôt à droite, tantôt à gauche ; on explore ainsi les régions latérales ; enfin, on peut retourner la sonde complètement sur elle-même pour explorer le bas-fond de la vessie.

Dans les cas où l'on conserve quelques doutes après ces diverses épreuves, il est prudent de combiner le cathétérisme avec l'introduction de l'index gauche dans le rectum, ce mode d'exploration permettant souvent de mieux sentir la pierre.

Généralement, en introduisant la sonde, on a laissé se vider la vessie ; si le calcul est petit, il a pu se cacher dans un des plis de la muqueuse ; on peut alors pousser une injection d'eau tiède dans la vessie, dans l'espoir qu'on pourra ainsi arriver à heurter la pierre ; dans le cas où l'on ne réussirait pas, il est bon de faire la contre-épreuve ;

on laisse la vessie se vider lentement, ses parois reviennent sur elle-même, et font parfois en se contractant heurter la pierre sur le bec de la sonde. Il est assez facile pour cette façon d'agir de se servir de la sonde à robinet de Thompson.

Lorsque l'instrument métallique vient à toucher la pierre, il se produit une sensation spéciale perçue par la main, parfois même un bruit qui peut être entendu par les assistants, le chirurgien et même le malade. Mais la sensation n'est pas toujours aussi nette ; la pierre peut être entourée de mucus, et on a alors la sensation de quelque chose de mou et élastique. Parfois on a pu être trompé par un bruit particulier qui se produisait entre les différentes pièces d'une sonde de trousse mal ajustées. On cite encore comme ayant donné lieu à des méprises la présence de la tête du fémur sorti de la cavité cotyloïde, la saillie de 'angle sacro-vertébral, etc., etc. Ces causes d'erreur sont rares, et il arrive bien plus souvent de méconnaître l'existence d'une pierre, que de croire à sa présence lorsqu'elle n'existe pas.

Non-seulement le cathétérisme permet de constater l'existence d'une concrétion dans la vessie ; il fait connaître aussi l'état du col et des parois de la vessie ; la capacité de cet organe, sa contractilité. Ordinairement la face interne du corps de la vessie est peu sensible ; mais lorsqu'il existe une lésion morbide, la sensibilité du corps et du col peut devenir telle que le moindre attouchement provoque d'atroces douleurs ; de plus, la muqueuse peut être hyperémiée, et le simple contact de la sonde suffit pour donner lieu à un écoulement de sang ; fait important pour le chirurgien lorsqu'il aura à se décider sur le mode de traitement.

La sonde promenée doucement à la surface interne de la vessie permettra d'apprécier sa capacité ; la difficulté qu'on éprouvera à lui imprimer un mouvement de rotation fera penser à l'existence d'une tumeur ou d'une déformation de la vessie.

Enfin, la façon dont le liquide s'écoulera par la sonde indiquera le degré de contractilité ; parfois l'urine sortira lentement en bavant, la vessie est paresseuse. D'autres fois le jet sortira avec violence, en un instant le réservoir sera vide : dans ce cas, c'est qu'il y a exagération de la sensibilité, la vessie est peu tolérante ; il faudra l'habituer peu à peu au contact des instruments, et la distendre de temps à autre par des injections d'eau tiède, et même d'injections légèrement narcotiques : Guersant dit avoir retiré de bons effets de cette pratique.

Enfin l'état de la vessie étant constaté, la présence du calcul bien établie, il faut pour compléter le diagnostic explorer la vessie avec le lithoclaste ; nous verrons plus loin le *modus faciendi*. Cet instrument donnera les dimensions de la pierre, sa dureté probable ; il permettra de reconnaître si elle est enchâtonnée ou libre ; en effet, si elle est libre, on pourra, après l'avoir saisie, porter l'instrument à droite ou à gauche ; ces mouvements latéraux pourront donner sensation de contact avec un autre corps étranger et permettre ainsi de diagnostiquer les calculs multiples de la vessie.

TROISIÈME PARTIE

Du traitement de la pierre dans la vessie.

L'existence de la pierre dans la vessie bien constatée, comment en délivrera-t-on l'enfant ? Il fut un temps où l'on eut recours à la thérapeutique ; on inventa bon nombre de remèdes pour guérir la pierre ; celui de mademoiselle Stephens est un des plus fameux. On a eu recours à la chimie ; les calculs pouvant se dissoudre dans des solutions acides ou alcalines, on a pensé qu'on agirait sur le calcul dans la vessie avec des médicaments appropriés administrés par la bouche; on peut ainsi, il est vrai, agir sur la production de la gravelle ; les eaux de Vichy et de Contrexeville rendent tous les jours de grands services aux graveleux. Mais lorsque le calcul est formé, toute médication est incapable de le dissoudre. Les résultats qu'on a invoqués en faveur des lithontriptiques peuvent s'expliquer par le fait même des coïncidences, et ce qui ressort de plus certain de leur emploi, c'est que le traitement a été très-long, qu'il a toujours été sans effet et qu'il a eu très-souvent pour résultat d'ébranler la santé des patients.

Reste donc le traitement chirurgical :

Lithotritie ou taille.

DE LA LITHOTRITIE CHEZ LES ENFANTS.

L'opération de la lithotritie devra être pratiquée chez l'enfant à partir de l'âge de 18 mois à 2 ans, toutes les fois que le cathétérisme méthodique aura démontré :

1° Que le calcul est peu volumineux ; qu'il ne dépasse pas 2 à 3 centimètres, ce qui permet de faire un petit nombre de séances ;

2° Qu'il n'est pas trop dur ; la densité de la pierre est, en effet, un des obstacles les plus réels de cette opération ;

3° Qu'il n'y a pas plus d'un ou de deux calculs ;

4° Que la vessie est saine, exempte de catarrhe purulent, que sa capacité est suffisante.

La lithotritie ne paraît pas, au contraire, applicable :

1° Lorsque le calcul est trop volumineux (2 cent. 1/2 et au delà) ;

2° Lorsque le calcul est trop dur ;

3° Lorsque la vessie présente de graves altérations pathologiques.

Pour les deux premiers cas, la raison de s'abstenir est facile à comprendre. Un calcul trop volumineux peut être difficile à saisir dans les branches de l'instrument, et nécessiter un trop grand nombre de séances fatigantes avant d'être broyé et expulsé. Un calcul trop dur peut résister à l'action du lithoclaste, même aidée de la percussion. Dans ce cas, il faut bien de toute nécessité recourir à une autre méthode. Une séance exploratrice fixera le chirurgien à cet égard, et, comme dernière ressource, il lui restera la taille avec toutes ses chances de succès.

Chez les enfants, les lésions de l'appareil urinaire sont rares ; mais cependant il peut arriver qu'elles se produisent, et compliquent ou même rendent impossible l'opération de la lithotritie.

Les lésions de la vessie qu'on peut rencontrer dans l'enfance sont les mêmes que chez l'adulte.

1° *Catarrhe purulent de la Vessie.* — La présence dans les urines de mucus et de muco-pus est le signe de la phlegmasie de la muqueuse vésicale; cette phlegmasie accompagne, en effet, très-souvent, surtout chez l'adulte, le calcul vésical. Lorsqu'elle n'est pas très-intense, cette phlegmasie n'est pas une contre-indication à la lithotritie ; généralement dans ce càs le calcul est friable, se broie facilement, et lorsqu'on en a débarrassé la vessie, le catarrhe se passe le plus souvent de lui-même.

Mais il est une autre affection plus grave, dans laquelle les urines sont rares, troubles, boueuses, comme on dit, d'une couleur brune, d'une odeur fétide, contenant du pus et du sang altéré ; dans ce cas, la pierre est ordinairement grosse et très-dure : il faut renoncer à la lithotritie et se hâter de faire la taille, si l'état général du malade le permet encore. Il est très-rare d'observer une semblable lésion chez les enfants.

2° *Racornissement de la vessie avec hypertrophie des parois.* — Chez quelques malades la vessie devenue très-irritable se contracte continuellement, reste sans cesse appliquée sur le calcul, et finit par subir une hypertrophie aux dépens de sa cavité.

Le malade est dans des angoisses incessantes, et à tout instant sent le besoin d'uriner. Si l'on introduit la sonde, à peine a-t-elle franchi le col, que le liquide se trouve projeté au loin ; la vessie s'applique sur la pierre et tout mouvement de l'instrument devient impossible. La lithotritie est donc peu applicable. Cependant on pourra essayer de faire chaque jour une petite injection d'eau tiède, au besoin additionnée de quelques gouttes de teinture d'opium, ou d'infusion de belladone. On a aussi vanté pour ce cas les propriétés anesthésiques de l'acide carbonique. On arrive parfois ainsi à rendre la vessie plus tolérante et à diminuer les contractions. Si après quelques jours d'essai on n'obtient pas d'amélioration, on aura recours à la taille qui se fera dans d'aussi bonnes conditions que possible.

3o *Dilatation de la vessie avec amincissement des parois.* — Chez d'autres malades on observe un état de la vessie tout opposé au précédent et qui lui succède souvent. Le réservoir urinaire, après avoir longtemps réagi sur la pierre qui l'irrite, se fatigue, et présente une dilatation qui va croissant, tandis que le col continue à se contracter, souvent même avec plus d'énergie qu'à l'état normal.

Dans ce cas, lorsque les malades veulent uriner, la sortie du liquide se fait attendre, les douleurs se présentent plutôt au commencement qu'à la fin de la miction ; l'urine s'écoule lentement, la vessie se vide mal. Il semble que dans ce cas la lithotritie soit très-facilement applicable. En effet, l'introduction de l'instrument, la recherche de la pierre et son broiement se font sans grande douleur. « La tolérance est telle que beaucoup de chirurgiens s'y laissent prendre et prolongent de beaucoup la manœuvre ; ce sont cependant des cas insidieux, l'opération peut être suivie de complications graves. En effet, l'action des instruments réveille les contractions de la vessie, mais en même temps la contractilité du col augmente ; il en résulte une lutte dans laquelle la vessie succombe, et alors arrivent les accidents ; les malades ressentent plus souvent le besoin de rendre leurs urines ; mais chaque fois il ne sort que quelques cuillerées de liquide ; la rétention et toutes les réactions qu'elle entraîne succèdent à la lithotritie mal appliquée. Dans quelques circonstances on a vu des phlegmasies latentes du rein se développer brusquement et les opérés succomber après une première séance.»(Dolbeau, loc. cit., p. 145, 1864.)

Avant d'opérer ces malades, il faudra d'abord dilater le col vésical avec des sondes introduites chaque jour ; en même temps on habituera le réservoir à se vider complètement ; enfin on injectera successivement de l'eau tiède et de l'eau froide pour réveiller la contractilité de l'organe. Alors, seulement on pourra tenter l'opération sans craindre la rétention d'urine et ses complications ; enfin, après le broiement de la pierre on favorisera la sortie des débris par des injections, et au besoin avec la sonde à double courant de M. Mercier ; enfin on pourra essayer de l'emploi d'une petite dose de seigle ergoté (Guersant). Mais il arrive parfois que la faiblesse des parois augmente encore après le broiement et l'expulsion de la pierre, et que l'opéré reste avec une paralysie de la vessie qui nécessite pendant longtemps l'usage continuel de la sonde. Ces cas sont heureusement rares chez les enfants, la vessie recouvrant assez rapidement sa contractilité normale.

4° Déformation avec ou sans tumeurs de la vessie. —
Lorsque la vessie présente des déformations soit par
défau de conformation originelle, soit par suite de tumeurs développées dans l'épaisseur de ses parois, ou
même en dehors, mais repoussant celles-ci à l'intérieur,
la lithotritie devient une opération très-pénible ; l'introduction du lithoclaste, et ses mouvements dans l'intérieur
sont parfois fort difficiles, donne lieu à des douleurs
vives, et souvent à une émission sanguine. Il faudra
au chirurgien une grande habitude et une grande finesse
de tact, pour trouver le calcul, et le saisir seul, sans
pincer dans les mors de l'instrument les parois de la
vessie, ou les petites végétations qui s'y rencontrent parfois. Ces déformations et ces tumeurs de la vessie ne se
rencontrent presque jamais chez les enfants.

PRÉPARATION DU MALADE.— Il est indispensable de pré-
parer le petit malade avant de l'opérer. S'il vient de loin,
s'il a été dans de mauvaises conditions hygiéniques, on
le laissera reposer plusieurs jours sans rien tenter, ainsi
que le prescrit Jobert de Lamballe ; on lui laissera,
en un mot, le temps de s'acclimater. En même
temps on combattra autant que possible les maladies qui
sont liées à l'existence du calcul vésical. S'il a du catarrhe
de la vessie, un peu de cystite, on le tiendra au repos, on
lui donnera des boissons émollientes ; des bains de siége
ou de grands bains tièdes aideront beaucoup à faire disparaître l'irritation de la muqueuse vésicale. Il sera bon
aussi de vérifier si l'enfant a été vacciné, et s'il ne l'a pas
été, de le faire de suite, afin d'éviter autant que possible
une maladie intercurrente, qui aggraverait les suites de
l'opération.

Alors on commencera à habituer son canal au contact des instruments, à l'aide de bougies introduites matin et soir et laissées en place pendant quelques minutes. Cette pratique aura un double résultat; d'abord elle habituera le canal et surtout le col de la vessie à la présence d'un corps étranger. Si cette irritabilité du col qui rend si douloureuse l'introduction des instruments persistait, on pourrait, comme l'a fait avec succès M. De Saint-Germain, essayer de l'emploi du bromure de potassium pendant quelques jours.

Le second résultat est celui qu'a cherché et obtenu M. de Saint-Germain dans les deux belles opérations de lithotritie qu'il a eu occasion de pratiquer cette année à l'hôpital des Enfants. En augmentant chaque jour le calibre de la bougie introduite, on arrive assez rapidement à dilater le canal de l'urèthre, de façon à permettre l'emploi d'instruments assez volumineux et par conséquent puissants. C'est ainsi que nous voyons, dans l'observation n° 1, qu'on est arrivé en peu de jours à passer une sonde n° 20 de la filière Charrière. Le plus grand obstacle à l'introduction des sondes est la résistance qu'oppose à la dilatation le méat urinaire : si cette résistance ne peut être vaincue, et qu'elle doive gêner pour l'opération, il ne faut pas hésiter à débrider un peu en bas avec le bistouri boutonné. Cette petite opération est peu douloureuse et donne très-peu de sang.

Enfin, lorsque le canal est dilaté, qu'il n'est survenu aucun accident, que les cathétérismes répétés ne donnent pas lieu à une réaction fébrile, on peut procéder à l'opération après avoir toutefois débarrassé l'intestin par un lavement.

Manuel opératoire.— Le chirurgien aura soin d'avoir à sa portée sur une petite table :

1° Ses lithotriteurs: nous dirons un mot du choix de cet instrument ;

2° Une seringue à anneaux, et une sonde en gomme pour faire des injections dans la vessie si besoin est;

3° Une sonde à double courant de M. Mercier;

4° Enfin du chloroforme.

Nous insistons sur ce dernier point ; les enfants sont toujours très-effrayés par l'appareil instrumental qui se développe autour d'eux, ils s'agitent violemment et sont très-difficiles à maintenir ; quelques chirurgiens ont conseillé de les attacher, ainsi qu'on fait d'ordinaire en Angleterre pour la taille ; mais les liens pas plus que les aides les plus vigoureux qui ôteront à l'enfant toute possibilité de bouger, ne l'empêcheront de pleurer, de sangloter, de crier. Or les mouvements du diaphragme et des parois abdominales qui se contractent convulsivement, sont fort gênants pour l'opérateur. On a dit pour repousser l'emploi du chloroforme que le malade ainsi endormi ne pourrait prévenir le chirurgien si, par hasard, le lithotriteur pinçait la muqueuse vésicale; mais s'il n'est pas endormi, l'enfant criera continuellement, pincé ou non, et répondra toujours affirmativement lorsqu'on lui demandera si on lui fait mal.

« Quant à moi, dit Jobert de Lamballe, je n'hésite pas à établir en principe que la chloroformisation doit être un des temps de la lithotripsie chez les enfants. Vainement on chercherait un moyen plus efficace et plus sûr pour rendre l'opération rapide et exempt de douleur; car il procure l'insensibilité sans nuire à l'organisme.»

Nous ne parlerons pas des divers instruments lithotriteurs qui ont été inventés successivement : aujourd'hui il n'est plus question que du lithotriteur à deux branches, dont on a au préalable essayé la force. Nous ne décrivons pas cet instrument qui se trouve décrit dans tous les traités spéciaux. Mais nous dirons qu'il ne suffit pas d'avoir un brise-pierre pour mener à bonne fin le broiement d'un calcul ; il faut souvent en avoir plusieurs, différents par la façon dont sont faits les mors. Pour la première séance, et surtout pour attaquer la pierre la première fois, il sera bon de prendre un lithotriteur à mors fenêtrés, c'est-à-dire celui dont la branche femelle est terminée par une mortaise dans laquelle s'engage la branche mâle ; il a une plus grande puissance et permet de faire un grand nombre de morceaux en peu de temps. Ensuite on se servira du lithotriteur à mors plats, qui est moins efficace pour attaquer une pierre entière, mais réussit beaucoup mieux pour réduire les fragments en poussière, ce qui est le but ultime de la lithotritie. En effet, l'une des complications les plus fréquentes et les plus à craindre après la lithotritie chez l'enfant est l'engagement dans le canal de l'urèthre des fragments du calcul ; on devra donc autant que possible pulvériser les fragments qu'aura produits l'action du lithoclaste fenêtré.

Il ne faut pas croire que pour les enfants on ne peut se servir que d'instruments d'un très-petit volume ; les dimensions du canal de l'urèthre permettent l'admission de lithotriteurs qui, au premier abord, sembleraient être beaucoup trop gros. Nous voyons, du reste, par la pratique qu'emploie M. le Dr de Saint Germain, dilatation progressive et débridement du méat, qu'on arrive rapidement et facilement à dilater le canal d'une façon suffisante pour y introduire un lithoclaste assez puissant. On a construit des lithotriteurs de tout calibre. Pour la chirurgie des enfants, les trois dont les dimensions suivent suffiront pour tous les âges.

La partie la plus volumineuse de l'instrument est son extrémité vésicale, le bec-de-canne qui le termine ; il suffit donc d'indiquer les dimensions de cette partie.

Pour les enfants de 2 ans à 4 ans, on emploiera un lithotriteur dont l'extrémité aura 5 millimètres de largeur sur 4 d'épaisseur. A partir de 6 ans, on pourra prendre un instrument ayant 6 millimètres sur 5 ; enfin pour les garçons de 10 à 15 ans, on pourra choisir 6[5 ou 7 sur 6.

L'instrument ainsi choisi de dimensions convenables, on s'assure que la branche mâle glisse facilement et à frottement doux dans la cannelure de la branche femelle, et que le mécanisme qui sert à rapprocher les deux branches fonctionne bien. Ce mécanisme peut être ou la bascule à manche de Guillon, ou le pignon à crémaillère de Charrière, ou le système d'écrous mobiles de Civiale et Charrière ; c'est ce dernier système, perfectionné encore par MM. Robert et Colin, qui est le plus généralement employé.

L'enfant sera placé sur un lit un peu élevé, afin que le chirurgien ne soit pas obligé de se courber, ce qui est fatigant et gêne la liberté des mouvements ; il sera couché sur le dos, les épaules et la tête soutenues par des oreillers, les cuisses et les jambes à demi fléchies pour relâcher les muscles ; son bassin sera élevé au moyen d'un coussin épais ; cette position est importante en ce qu'elle abaisse le fond de la vessie par rapport au col, et permet au calcul d'y glisser comme sur un plan incliné ; elle permet aussi au chirurgien de manœuvrer plus facilement le lithotriteur dont le manche, qu'on est toujours forcé d'abaisser pour pénétrer dans la vessie, ne risque plus de toucher le plan formé par le lit. L'enfant est endormi; si sa vessie est vide on la distend légèrement en injectant 100 ou 150 grammes d'eau tiède.

Le chirurgien se place alors à droite du patient, à la figure duquel il tourne le dos ; il saisit la verge du malade au-dessous du gland, entre le médius et l'annulaire de la main gauche, tandis qu'avec le pouce et l'index il écarte les lèvres du méat urinaire. Le brise-pierre bien huilé, est introduit doucement dans l'urèthre, la concavité de la courbure en haut, l'instrument étant assez lourd descend pour ainsi dire de lui-même; vous le laissez trouver lui-même sa voie lentement et avec douceur jusqu'à ce que le talon parvienne peu à peu à la direction presque verticale. Arrivé là on le maintient quelques secondes dans cette position, le laissant avancer par son propre poids, jusqu'à ce qu'il coule pour ainsi dire sous l'arcade pubienne. Alors le chirurgien abaisse les deux mains en enfonçant doucement l'instrument, dont le bec en se relevant suit la direction courbe du canal et pénètre dans la vessie.

Le lithotriteur introduit, il faut chercher et saisir le calcul. Le plus souvent, surtout chez l'enfant en poussant lentement le lithotriteur jusqu'à la paroi postérieure de la vessie, on rencontre la pierre; on saisit alors la branche femelle sur les côtés avec le pouce et l'index de la main gauche, on l'enfonce doucement de façon à déprimer légèrement le bas-fond de la vessie, tandis qu'avec la main droite on tire la branche mâle en arrière. Dans la plupart des cas il suffit de cette simple manœuvre pour que le calcul vienne se placer de lui-même entre les mors de l'instrument. Pour le saisir, on pousse la branche mâle avec la paume de la main droite, et avec le pouce et l'index, ou le médius de la même main, on tourne et on ferme l'écrou brisé, ou si on a pris le mécanisme de MM. Robert et Collin, on abaisse le petit levier qui réunit ces deux plaques mobiles de l'écrou.

Il ne reste plus, pour briser la pierre, qu'à faire marcher le pas de vis. Ce mouvement doit être exécuté lentement et avec beaucoup de précautions pour ne pas s'exposer à fausser ou à briser l'instrument, ou à faire éclater la pierre avec trop de force; mais il faut, avant de serrer la vis, avoir bien soin de ramener le bec de l'instrument au milieu de la vessie : car on pourrait, ce qui est rare cependant avec les lithotriteurs tels qu'on les construit actuellement, avoir pincé dans les mors la muqueuse de la vessie; en ramenant l'instrument au centre de l'organe on en serait averti immédiatement par la résistance qu'on éprouverait à le déplacer. Il faudrait alors desserrer l'écrou, et recommencer la manœuvre.

Mais on ne trouve pas toujours le calcul ainsi placé au milieu du réservoir vésical; il peut se trouver à droite ou à gauche; on le reconnaît en faisant exécuter au brise-pierre un mouvement de rotation, soit à droite, soit à gauche. Lorsqu'on a ainsi reconnu la position du calcul, on écarte les deux branches de l'instrument, et on les amène ainsi vis-à-vis de la pierre, et lorsqu'on la touche, on rapproche, toujours sans secousse, la branche mâle de la branche femelle; le calcul saisi, on ramène en haut la courbure du brise-pierre tout chargé, de façon à la placer au centre de la vessie avant de serrer le pas de vis.

Cette méthode vaut mieux que la première, parce qu'elle expose moins à contondre et à faire saigner la vessie ; ce qu'il faut éviter avec grand soin, cette lésion pouvant amener un accès de fièvre, l'accident le plus redoutable après la lithotritie. Il sera presque toujours facile de l'employer en ayant soin de faire coucher l'enfant sur le côté, et au besoin en imprimant au bassin une légère secousse. Le calcul, s'il n'est pas enchâtonné, et que la vessie contienne une certaine quantité d'eau, viendra se placer au point le plus déclive où il sera facile d'aller le chercher.

Enfin, il pourrait arriver que le calcul soit caché derrière le col vésical ; ce cas est très-rare chez l'enfant dont la prostate est toujours très-peu volumineuse ; cependant s'il se présentait, il suffirait de faire exécuter au lithotriteur un mouvement de rotation complet, de façon à diriger tout à fait en bas le bec de l'instrument ; le calcul saisi, on ramènerait le bec en haut, au milieu de la vessie, et on le broierait.

On va à la recherche des fragments de la même façon et on doit s'efforcer, autant que possible, de pulvériser les petits morceaux.

La durée de la séance peut être variable ; ordinairement de quatre à cinq minutes, elle peut être beaucoup plus courte, ou plus longue : chez certains malades, la vessie est très-irritable et se contracte dès les premières manœuvres, même lorsqu'ils sont sous l'influence du chloroforme. Chez d'autres, au contraire, la vessie, plus tolérante, permet des manœuvres prolongées sans inconvénients. Il faut profiter de cette tolérance, car mieux on aura écrasé les fragments du calcul, moins on aura à craindre les accidents qui suivent les premières tentatives.

Lorsqu'on retire l'instrument, il faut avoir soin de bien

en rapprocher les mors, et de les vider de la pâte qu'ils peuvent contenir ; on courrait risque en effet de blesser le canal de l'urèthre, soit parce que les branches du lithotriteur seraient écartées outre mesure, soit parce que les détritus qu'il ramènerait pourraient dépasser les bords des cuillers et présenter des pointes aiguës.

A cet effet, il suffit de serrer et de desserrer alternativement, à plusieurs reprises, les deux branches de l'instrument ; les débris qui y sont contenus sont broyés, et tombent dans le fond de la vessie. C'est dans ce but que Guillon a placé dans la branche femelle de son lithotriteur une lame d'acier, qu'on peut soulever avec un stylet ; M. Mathieu et M. le Dr Voillemier ont adopté un petit ressort d'acier qui se relève par sa propre élasticité, soulève les détritus amassés dans la cuiller et les rejette dans la vessie.

Soins consécutifs. — Le lithotriteur retiré, on a conseillé de faire, dans la vessie du malade, une injection d'eau tiède pour entraîner les débris pulvérisés du calcul ; il faut faire cette injection avec grands ménagements, si on la fait, car la présence du liquide détermine des contractions violentes de la vessie, qui en chassant le liquide injecté, peuvent occasionner l'engagement de fragments volumineux dans le canal de l'urèthre. Cependant, si la vessie de l'enfant était paresseuse et qu'on ait à craindre qu'elle ne se débarrassât pas facilement, on pourrait employer la sonde à double courant de M. Mercier, qui dans ce cas a rendu de grands services.

L'enfant opéré sera transporté dans son lit ; on lui recommandera le décubitus dorsal ; on lui fera prendre un bain peu de temps après la séance, et s'il accuse la moindre souffrance, on lui appliquera de légers cataplasmes de farine de graine de lin sur le bas-ventre et le périnée. Des lavements émollients devront lui être administrés de temps à autre pour favoriser les garde-robes.

Enfin, on devra recommander au petit malade, de n'uriner que couché sur le dos; et s'il ne tient compte de cette prescription, il faudra le surveiller et l'empêcher de se lever, et d'uriner dans une autre position. Car, l'accident le plus à craindre, chez les enfants, est l'engagement d'un fragment de calcul dans le canal de l'urèthre.

Chez l'enfant, en effet, le col vésical est beaucoup plus facilement dilatable que chez l'adulte et surtout chez le vieillard, et la vessie plus contractile. Il en résulte que, sous ce rapport, l'enfant, s'il n'est pas docile, se trouve dans des conditions fâcheuses après l'opération; en effet, les efforts de miction peuvent amener, en même temps que l'issue brusque du liquide, l'engagement dans le col vésical d'un fragment de calcul même assez volumineux, qui vient s'arrêter dans la portion membraneuse de l'urèthre, et ne peut être chassé plus loin. L'enfant éprouve alors des douleurs atroces, crie, pleure, fait toutes sortes d'efforts, qui ne font qu'aggraver son état. En portant le doigt le long du périnée et de l'urèthre, on sent généralement le fragment; on doit de suite endormir le petit malade, et chercher à refouler ce corps étranger: à cet effet, on introduira doucement, dans le canal, une bougie molle de 6 à 8 millimètres, ou mieux de l'instrument spécial, imaginé par M. Félix Guyon, de Necker, qu'on poussera lentement jusqu'au col; le plus souvent on réussira ainsi à refouler les débris engagés. Si le cathétérisme ne suffit pas, on prendra une sonde métallique, de moyen calibre, on la fera pénétrer jusqu'au fragment, et comprimant l'urèthre, on poussera une injection, tout en faisant progresser peu à peu la sonde; le calcul sera chassé et tombera dans la vessie, en même temps que le bec de l'instrument dépassera le col vésical. Ces manœuvres peuvent échouer; il faudra alors recourir à la lithotritie uréthrale, ou à la boutonnière.

La lithotritie uréthrale se fait avec le petit brise-pierre, construit à cet effet, ou avec les pinces de Collin et Mathieu. La manœuvre est fort simple; on introduit la pince jusqu'au corps étranger, on écarte les mors pour le saisir, et on cherche à le retirer; si son volume s'oppose à sa sortie, on s'efforce de le briser sur place, laissant ensuite à l'urine le soin d'expulser les débris. Enfin, il peut arriver qu'on échoue dans ces tentatives; il ne reste plus alors qu'une ressource : faire une incision du canal sur la pierre et retirer celle-ci avec des pinces.

Cet accident est le plus fréquent et le plus à craindre après l'opération de la lithotritie chez l'enfant; on devra donc prendre toutes les précautions pour l'éviter; réduire en poudre tous les petits fragments qui résulteront de l'éclatement, recommander à l'enfant de ne point faire d'efforts de miction, et de n'uriner que couché sur le dos; enfin, éviter toute cause d'irritation en lui donnant des bains, des lavements émollients, etc.

Les autres complications, qui se rencontrent quelquefois chez l'adulte, sont bien rares chez l'enfant. Ainsi, la *fièvre* succède souvent, chez l'adulte, à l'action des instruments sur l'urèthre. Elle revêt ordinairement la forme intermittente et a parfois une telle gravité, qu'elle peut compromettre la vie en un court espace de temps. Si cet accident se produisait, on se bornerait à tenir le malade chaudement, et à étancher sa soif avec des boissons chaudes. Le sulfate de quinine paraît avoir peu d'influence pour prévenir le retour des accès ; l'opium, à petites doses, donnerait peut-être de meilleurs résultats. Le malade sort toujours d'un accès de fièvre un peu affaibli ; on le tiendra dans de bonnes conditions hygiéniques, et surtout on le laissera reposer.

Les *hémorrhagies consécutives* à l'opération sont rares, surtout chez les jeunes sujets ; on opposera le repos, l'élévation du bassin, des applications froides et même glacées, etc.

L'arrêt d'un fragment, au niveau de la portion membraneuse, suffit parfois pour déterminer une irritation qui se propage jusqu'au testicule, d'où *orchite* ou *épididymite.* Cette complication cède facilement au repos ; on aura soin du reste de différer la séance suivante jusqu'à ce qu'elle ait disparue.

Enfin, la lithotritie provoque parfois la *rétention d'urine ;* nous avons vu qu'elle se produisait par suite de défaut d'équilibre, entre la force contractile de la vessie et celle du col. On opposera à cet accident le cathétérisme, pratiqué à des époques régulières, jusqu'à ce que la vessie ait récupéré son fonctionnement normal.

Si, grâce aux soins et aux ménagements apportés, on ne voit survenir aucun accident, on laissera passer quatre ou cinq jours, puis on procédera à la seconde séance.

Elle se fera en général avec un lithotriteur à mors plats et à branche mâle plus étroite que la cuiller femelle ; la manœuvre est facile ; l'instrument introduit, il suffira de l'incliner légèrement, soit à droite soit à gauche, pour être à peu près sûr de saisir un ou plusieurs fragments chaque fois ; on les broiera avec facilité. On fait ainsi une grande quantité de poussière qui s'entasse en grande partie entre les mors du lithotriteur ; il faut autant que possible s'efforcer de dégorger le bec de l'instrument avant de le retirer ; il n'y a nul avantage à chercher à extraire les fragments avec le lithotriteur ; en effet, les débris qui peuvent être chargés par les cuillers sont presque en poussière, sinon tout à fait, et peuvent alors s'échapper d'eux-mêmes avec l'urine, et ensuite on s'expose à distendre et à léser l'urèthre, et à toutes les conséquences de ces lésions. A moins donc que la vessie ne soit frappée d'atonie et incapable d'expulser elle-même les débris calculeux, on se dispensera de recourir à des manœuvres d'extraction.

Les séances suivantes peuvent avoir lieu à deux, trois ou quatre jours d'intervalle, si rien de particulier n'est survenu.

Enfin, on ne devra renvoyer le malade, que lorsqu'on sera bien certain de n'avoir laissé aucun débris dans la vessie ; pour les dernières recherches on prendra un lithotriteur aussi léger que possible, et on aura soin de bien explorer la vessie en tous sens, en couchant le malade tantôt à droite, tantôt à gauche, la vessie vide, ou distendue par un peu de liquide.

APPRÉCIATION DE LA LITHOTRITIE. — La lithotritie a été rarement appliquée chez l'enfant, malgré l'exemple qu'ont donné Civiale et Jobert de Lamballe. La cystotomie ayant toujours donné de très-beaux résultats, à peine 1 décès sur 16 opérés, on s'en est tenu à cette opération et on n'a pas essayé de faire profiter l'enfant de cette belle découverte moderne. La proscription dont elle a été frappée explique l'absence de chiffres qu'on puisse mettre en regard avec ceux des opérations de la taille.

Guersant est le seul qui l'ait employée un certain nombre de fois à l'hôpital des Enfants, et on n'a que sa statistique à citer; encore arrive-t-il souvent que les chiffres qu'il a donnés sont dénaturés. Guersant a fait 40 fois l'opération de la lithotritie : 35 fois chez des garçons et 5 fois chez des filles. « Cette série d'opérations lui a donné 7 morts, dont 4 produites par des maladies intercurrentes (croup, scarlatine), et 3 seulement du fait de l'opération. Dans l'un de ces derniers cas, la mort fut due à une cystite consécutive au pincement de la vessie, et dans les 2 autres, elle fut également la conséquence de cystite intense avec inflammation des uretères et des reins. Mais n'oublions pas de dire qu'à la suite de nos lithotrities, nous n'avons pas eu d'incontinences d'urine, et que nos petits malades se trouvaient à l'abri de tout danger de fistule urinaire. (Guersant, *Chirurgie des enfants*, p. 48.) Cette statistique donne donc, en réalité, 3 insuccès sur 40 opérations; évidemment, ces résultats sont moins bons que ceux donnés par la taille. Mais il faut considérer qu'à cette époque la lithotritie était dans son enfance, on ne l'avait pas encore essayée chez les enfants, et les procédés qu'employait Guersant n'étaient pas irréprochables, si l'on s'en rapporte à l'appréciation de Civiale :

« Guersant a eu plusieurs fois occasion de pratiquer l'opération de la lithotritie chez des enfants, mais non toujours avec bonheur; ce qui me paraît tenir à la marche qu'il suit, et qui laisse beaucoup à désirer. » (Civiale, *Traité pratique de la lithotritie*, page 271.)

Civiale était tout à fait partisan de l'application de la lithotritie chez l'enfant; il la pratiqua plusieurs fois, et, dans son ouvrage sur la lithotritie, il combat les raisons qu'on a données pour ne pas les faire bénéficier de ce genre de traitement. « Parmi les obstacles réels ou supposés, celui qui frappa le plus les esprits fut la disproportion qu'on croyait remarquer entre le volume des instruments et le diamètre normal du canal de l'urèthre. « J'ai pour les enfants, qui ont généralement de petites pierres, des instruments dont le diamètre ne dépasse pas celui d'une sonde ordinaire. Ces petits instruments avaient paru faibles à quelques personnes, mais les craintes disparurent lorsqu'on vit des enfants, même très-jeunes, être opérés avec succès par la nouvelle méthode. En 1827, je fis une opération de ce genre sur un enfant de 7 ans, très-peu développé, et qui portait une grosse pierre. Elle eut lieu à l'Hospice de perfectionnement, et fut couronnée d'un plein succès. Depuis, j'ai lithotritié des sujets de moins en moins âgés, et dès lors il demeura bien constant que les enfants ne devaient pas être privés du bienfait de la nouvelle méthode, ainsi qu'on l'avait pensé. »

Nous avons vu du reste, par l'exemple de M. le docteur de Saint-Germain, que rien n'est plus facile que de dilater peu à peu l'urèthre chez l'enfant, en introduisant chaque jour des bougies de calibre croissant ; on habitue en même temps le canal et le col vésical au contact des instruments, ce qui est une excellente pratique recommandée par Civiale.

« On n'a pas été plus fondé lorsqu'on a invoqué de prétendues particularités anatomiques soit de la vessie, soit de l'urèthre dans le bas âge, comme devant mettre obstacle à l'application de la lithotritie. Ainsi, une plus grande courbure de l'urèthre et une position plus élevée du sommet de la vessie ne se sont jamais opposées à l'emploi de la lithotritie, ainsi que l'ont voulu quelques personnes. » (Civiale, *De la lithotritie*, p. 268.)

Le manque de docilité a été objecté ; or, cet inconvénient existe aussi bien pour la taille, et nous avons vu qu'on ne doit pas hésiter, ainsi que le veut Jobert de Lamballe, à y remédier par les inhalations du chloroforme.

« Un des inconvénients réels est le volume et la dureté de la pierre ; ne pouvant employer qu'un petit instrument, il faudra de nombreuses séances pour peu que le calcul soit gros et dur ; le traitement sera donc plus long. On doit, dans ce cas, faire une séance exploratrice, et la taille, pratiquée après cette première tentative, se présentera dans des conditions de succès qui seront encore les mêmes. On a beaucoup insisté sur la durée très-longue du traitement par la lithotritie, mais c'est faute d'avoir réfléchi à la quantité de temps qui est nécessaire à la guérison lorsque la taille a été pratiquée. Le Dr Crosse a publié une statistique qu'il est bon de faire connaître : sur 271 enfants âgés de moins de 10 ans, et chez lesquels la cystotomie avait été mise en usage, 252 ont guéri ; mais la durée moyenne du traitement a été de trente-cinq jours. Nous avons lieu de croire que la lithotritie se contenterait d'une moyenne de trente-cinq jours pour débarrasser la plupart des enfants calculeux. » (Dolbeau, *Traité de la pierre*, p. 191.)

Le grand inconvénient de la lithotritie chez l'enfant, c'est l'engagement des fragments du calcul dans la partie profonde de l'urèthre. Nous avons vu quelles étaient les précautions à prendre pour éviter un pareil accident. D'un autre côté, on ne rencontre presque jamais

chez l'enfant les complications qui rendent souvent difficile l'application de la lithotritie chez l'adulte. On n'est
jamais arrêté par un rétrécissement de l'urèthre, ni par
une hypertrophie de la prostrate, ou par des valvules
musculaires ou glandulaires; les lésions organiques de
la vessie se rencontrent bien rarement chez l'enfant; les
accidents fébriles qui suivent le cathétérisme, les hémorrhagies ne viennent presque jamais compliquer l'opération. « Si la pierre se présente chez l'enfant, en l'absence
de ces conditions qui rendent délicate l'application de la
lithotritie chez l'adulte et le vieillard, comment se fait-il
que la majorité des chirurgiens renonce à l'emploi d'un
moyen qui offre tant de chances de succès? » (Dolbeau,
loc. cit.)

Pourquoi n'étendrait-on pas à l'enfance le souhait que
formule M. Thompson pour l'adulte?

« Toute pierre, si elle est diagnostiquée, quand elle est
encore suffisamment petite, peut toujours être broyée
avec des chances presque certaines de succès; de sorte
que la lithotomie est appelée un jour à disparaître, en
tant que méthode de traitement chez l'homme adulte.
Ce ne sera plus qu'une opération exceptionnelle à l'usage
des vieilles concrétions vésicales négligées par les malades ou méconnues par le médecin..... Elle disparaîtra
très-certainement, et comme ce sera pour le bien de
l'humanité, nous ne pourrons qu'applaudir à ce résultat. (Thompson, *Clinique des maladies des voies urinaires*, page 119.)

« En résumé, dit M. le professeur Dolbeau, nous
croyons qu'il faut revenir à la lithotritie dans les cas *de*
calculs chez les jeunes sujets. Si, d'une part, le broiement doit être mis de côté pour les enfants de 1 à 2 ans,

il faut, d'autre part, faire profiter les grands garçons d'une méthode qui n'a ni les inconvénients ni les dangers de la taille. On a eu tort, suivant nous, de réserver la lithotritie pour les adultes, en se fondant sur les résultats, mal interprétés, des statistiques de la cystotomie pratiquée pendant les quinze premières années de la vie. ». (Dolbeau, *De la pierre*, p. 195.)

« Dans notre manière de voir, tous les efforts doivent tendre aujourd'hui à déposséder de plus en plus la taille, qui désormais ne doit plus être qu'une méthode d'exception. (Dolbeau, *loc. cit.*, 90.)

DE LA TAILLE CHEZ L'ENFANT.

Lorsqu'il est reconnu que la lithotritie est inapplicable, il reste, comme moyen extrême pour débarrasser le malade, la taille.

On peut arriver dans la vessie par trois voies : par l'hypogastre, par le périnée, par le rectum.

La taille hypogastrique, faite par une incision sur la ligne blanche, expose moins que les autres à l'hémorrhagie, mais elle donne si souvent lieu à la péritonite, que le volume excessif du calcul peut seul décider à y avoir recours. On ne la pratique que très-rarement.

La taille recto-vésicale, ou de Vacca, est complètement abandonnée; elle présente tous les dangers des tailles périnéales, et de plus laisse presque toujours une fistule recto-vésicale.

De nos jours, on cherche donc toujours à arriver dans la vessie par le périnée. D'ailleurs, chez les enfants, il a moins d'épaisseur que chez l'adulte, ce qui rend l'opération plus facile; la prostate existe à peine, et on n'a pas à se préoccuper de ses dimensions, l'incision devant toujours les dépasser ; enfin, les vaisseaux artériels de la région profonde sont moins développés, et par suite l'hémorrhagie moins à craindre. Ces dispositions anatomiques font que la taille offre en effet plus de chances de succès que chez l'adulte.

On a imaginé bien des procédés de taille périnéale; on la pratique aujourd'hui d'après les méthodes suivantes : taille médiane, taille latéralisée, taille bilatérale, dite aussi prérectale, depuis les modifications de M. Nélaton. Toute taille périnéale, quel que soit le procédé employé, se compose de cinq temps :

1° Introduction dans l'urèthre d'un cathéter, qui guidera le chirurgien, lorsqu'il recherchera l'orifice interne du canal de l'urèthre;

2° Incision du périnée en ménageant des organes importants;

3° Recherche de l'urèthre au voisinage du col de la vessie ;

4° Dilatation ou incision de l'orifice interne de l'urèthre ;

5° Extraction de la pierre.

Nous ne décrirons pas tous les procédés de taille employés et décrits dans les traités de médecine opératoire. Tous peuvent être employés.

Les procédés les plus usités pour l'enfance sont, en France, la taille bilatérale; en Angleterre, la taille latéralisée.

Taille latéralisée. — Pendant quelques jours avant l'opération, on fait prendre un bain quotidien à l'enfant; la veille, on lui donne un léger purgatif pour débarrasser le canal intestinal, et le jour même de l'opération, un lavement, afin que le rectum soit parfaitement libre, et que le chirurgien ne soit pas exposé à le blesser.

Le manuel opératoire est extrêmement simple. Il suffit à la rigueur d'avoir un bistouri, un cathéter, une pince, et par précaution un gorgeret pour le cas où on aurait besoin de dilater la plaie.

L'enfant est endormi, placé sur une table d'opération, les jambes et les cuisses fléchies et écartées. Le chirurgien introduit alors le cathéter ; c'est un temps important de l'opération ; il faut s'assurer que le cathéter est bien en contact avec le calcul, c'est le seul moyen d'être sûr qu'il est bien dans la vessie : on le confie alors à un aide placé à gauche de l'opéré, qui le tient de la main droite de telle façon que le manche soit bien vertical et bien sur la ligne médiane, sans dévier ni à droite ni à gauche ; de l'autre main l'aide attire le scrotum vers l'aine droite.

L'opérateur s'assure par le toucher rectal que l'intestin est vide, puis il commence l'incision sur le raphé à égale distance de l'anus et du scrotum, et la prolonge à gauche jusqu'à un point situé à égale distance de l'anus et de la tubérosité ischiatique gauche. On incise alors successivement toutes les couches du périnée, en recherchant de temps en temps le contact du cathéter avec l'index gauche qui sert en même temps à guider le bistouri. Une fois arrivé à la portion membraneuse, juste au sommet de la prostate, on engage l'ongle dans la cannelure du cathéter. On plonge alors la pointe du bistouri et on l'enfonce dans la vessie.

La taille latéralisée doit être pratiquée chez l'enfant avec un seul bistouri. Vouloir échanger le premier contre un autre boutonné, c'est se créer des difficultés, car il peut être difficile de faire pénétrer le second juste par l'incision du premier dans la rainure du cathéter qui peut ainsi n'être pas rencontré. La section de l'urèthre et de la prostate doit être faite nettement et avec décision ; l'extrémité de l'index doit pouvoir s'y engager facilement, sans quoi l'opérateur s'expose soit à repousser le col vésical le long du cathéter, soit à pénétrer dans le tissu cellus laire qui sépare le rectum de la vessie.

La position très-élevée de ce viscère, qui chez les jeunes enfants est plutôt, lorsqu'il est distendu, dans la cavité abdominale que dans l'excavation pelvienne, commande d'avoir un cathéter à forte courbure et de porter le doigt par l'angle supérieur de la plaie, derrière la symphyse.

Lorsque le doigt est ainsi, introduit et qu'il est bien en contact avec la pierre, on retire le cathéter, on retourne de bas en haut la pulpe du doigt, et on introduit doucement les tenettes jusque dans la vessie. On essaie alors de saisir la pierre par son plus petit diamètre, et on l'extrait avec lenteur et précaution.

Dans la plupart des cas, l'hémorrhagie est insignifiante chez les enfants, on s'en rend facilement maître avec une éponge et de l'eau froide ; si ce moyen ne réussissait pas, on introduirait un petit tampon de charpie, de façon à remplir le vide de la plaie et à exercer une légère compression, ou même, on se servirait de la canule à chemise de Dupuytren.

SOINS CONSÉCUTIFS. — Le petit opéré est transporté dans un lit recouvert d'une toile imperméable. Un drap sec et chaud sera placé sous les fesses pour recevoir tout ce qui s'écoulera par la plaie. Les membres inférieurs en demi-flexion et tournés un peu en dehors seront maintenus par des oreillers. Enfin on entretiendra l'enfant avec la plus grande propreté. La diète n'est pas absolue, on pourra lui donner du lait, des bouillons, etc. Souvent dès le lendemain l'urine s'écoule une ou deux fois par l'urèthre ; ce qui tient probablement à la tuméfaction des bords de la plaie ; mais vingt-quatre ou trente-six heures après elle s'échappe toute par la plaie ; ce n'est que vers le dixième ou douzième jour que l'urine commence à reprendre son cours habituel, et que la plaie se ferme.

Taille bilatérale. — Le malade étant disposé comme pour la taille latéralisée, le chirurgien, placé entre ses cuisses écartées et fléchies, tend la peau du périnée avec la main gauche, et de la droite fait avec le bistouri une incision semi-circulaire dont la convexité tournée en avant n'est distante de l'anus que d'un centimètre environ et dont les deux extrémités viennent aboutir à égale distance de l'anus et des tubérosités ischiatiques. La peau et le tissu cellulaire incisés, l'opérateur cherche à sentir la cannelure du cathéter, et, quand il peut placer le bord droit de cet instrument entre la pulpe et l'ongle de son index gauche, il laisse son bistouri pour prendre un lithotome double ; il le glisse, la convexité tournée en bas, dans la cannelure du cathéter contre laquelle il le maintient solidement. Le lithotome étant arrivé dans la vessie, on le conduit au contact de la pierre, puis dirigeant sa convexité en avant, on l'applique contre la symphyse du pubis. — Les lames sont alors ouvertes au point fixé d'avance, puis veillant à ce que l'instrument reste bien médian, on le retire horizontalement. On obtient ainsi une incision en V ouvert du col de la vessie et des deux lobes de la prostate.

Taille prérectale de Nélaton. — C'est une modification

de la taille bilatérale, l'incision curviligne est faite tout près du rectum ; le premier temps n'est que la minutieuse dissection de l'intestin ; on évite ainsi sûrement le bulbe. L'urèthre est ouvert au sommet de la prostate et on termine avec le lithotome de la façon ordinaire.

Taille médio-bilatérale de Civiale. — Un cathéter cannelé est introduit et maintenu solidement appuyé sur les pubis. Le chirurgien incise sur le raphé médian même, immédiatement en avant de l'anus, juste dans la direction du cathéter, dans une étendue de 2 à 3 centimètres ; il coupe ainsi couche par couche, en ayant soin d'éviter le bulbe, jusqu'à ce qu'il arrive sur la portion membraneuse de l'urèthre, qui est ponctionnée suffisamment pour permettre d'introduire facilement un lithotome double, dont la concavité regarde les pubis ; l'instrument ayant touché la pierre, le cathéter est retiré ; on fait alors subir au lithotome un mouvement de rotation qui amène sa concavité en arrière, et on applique la convexité sur le bord inférieur du pubis qu'il ne devra pas quitter pendant tout le temps que durera la section des parties molles ; les lames sont alors ouvertes au moyen de la bascule, et on retire l'instrument lentement, afin de lui donner le temps de diviser les tissus qu'il rencontre : au moment de terminer la section, on a soin d'écarter avec des crochets mousses, les lèvres de la plaie faite aux téguments externes. C'est par cette voie qu'on va à la recherche du calcul.

Taille médiane. — La taille médiane est rarement pratiquée à cause du peu d'étendue de la plaie qu'elle permet de faire, si l'on veut éviter de blesser le bulbe. « Je comprends la taille médiane, lorsqu'à l'imitation de M. le professeur Dolbeau, on n'incise pas le col, et qu'on le dilate pour introduire le brise-pierre, et faire sortir les débris du calcul écrasé. » (Gosselin, *Cliniques*. Tome II, p. 353.)

Lithotritie périnéale. — Le malade est mis dans la position ordinaire, un cathéter à large cannelure est introduit et maintenu par un aide dans la position verticale. Le chirurgien incise alors sur le raphé médian et va à la recherche du cathéter, en faisant une plaie de 2 à 3 centimètres; puis il ponctionne la portion membraneuse de l'urèthre dans une étendue de 5 ou 6 millimètres; le bistouri est alors abandonné, et le chirurgien introduit dans la plaie le dilatateur fermé qu'il conduit sur l'index gauche jusqu'à la rainure du cathéter, et on le fait pénétrer dans la vessie comme s'il s'agissait du lithotome caché.

« Il faut bien se garder d'agir brusquement, car pour que le dilatateur progresse, il est nécessaire qu'on ait agrandi l'ouverture périnéale en refoulant ses parois. Voici d'ailleurs comment on doit procéder : de la main gauche on maintient l'instrument en place, en résistant mais sans pousser, puis on dilate très-lentement; parvenu au milieu du pas de vis qui fait ouvrir le dilatateur, au lieu d'aller plus loin on rétrograde, l'instrument reprend alors son volume primitif, et une légère pression suffit pour qu'il pénètre dans la vessie. Il est souvent assez nécessaire de faire exécuter plusieurs fois ces alternatives de développement et de resserrement avant que le cône puisse franchir complètement le col de la vessie. Dans tous les cas, lorsque l'orifice est ouvert on reprend la dilatation, et on la conduit très-lentement jusqu'aux limites du dilatateur; ce dernier est ensuite retiré doucement en ayant soin de desserrer la vis si l'extraction présentait quelques difficultés.

« Lorsque le dilatateur est sorti, il existe dans l'épaisseur du périnée un trajet qui commence au devant de l'anus, et qui finit au col de la vessie, conduit qui résulte du refoulement des tissus et permet l'introduction du doigt. » (Dolbeau, *De la pierre*, p. 375.)

C'est par ce trajet qu'on retire la pierre si elle est petite, ou plutôt qu'on introduit un lithotriteur puissant, car c'est pour broyer les calculs volumineux que M. le professeur Dolbeau a institué cette méthode. Nous ignorons si elle a été appliquée à de jeunes enfants.

De ces divers procédés les plus employés, avons-nous dit, sont la taille latéralisée et la taille bilatérale.

Les chirurgiens anglais pratiquent toujours, ou presque toujours, la taille latéralisée.

« Chez l'enfant, chez l'adolescent, la taille latéralisée passe, et avec raison, pour être supérieure aux autres procédés, bien qu'on puisse pratiquer aussi soit la taille médiane soit la taille bilatérale. Mais c'est particulièrement quand la pierre est volumineuse que le procédé latéral doit être choisi comme créant une voie plus large et offrant moins de chances do couper les canaux déférents. On n'a pas à se préoccuper du danger de franchir les limites de la prostate très-petite à cette époque de la vie : la pratique montre en effet que, bien que ces limites soient toujours franchies dans toute taille chez l'enfant, la mortalité y est moitié moindre que chez l'adulte, où l'on regarde en général de telles lésions comme excessivement graves. » (Thompson. *Traité pratique des maladies de voies urinaires*, 1874, page 596.)

En France, on emploie ou la taille latéralisée ou la

taille bilatérale; c'est ce dernier procédé qu'employait Dupuytren, et qui, après lui, a été appliqué souvent chez les enfants par Guersant. On lui a reproché d'exposer plus souvent à couper les deux conduits éjaculateurs, considération qui n'est pas indifférente lorsqu'on opère un enfant ou un sujet encore jeune. Mais elle expose moins que la taille latéralisée à l'hémorrhagie par la lésion soit de l'artère périnéale superficielle, soit de l'artère transverse du périnée, et donne une ouverture plus large pour l'extraction des calculs un peu volumineux.

ACCIDENTS CONSÉCUTIFS A LA TAILLE CHEZ L'ENFANT.

L'enfance est pour l'opérateur une source de difficultés qu'il ne retrouvera à aucun autre âge. Les organes sur lesquels porte l'opération sont minces et friables à l'extrême ; les connexions sont formées par un tissu cellulaire très-lâche et très-peu résistant : de ces deux faits anatomiques découlent deux causes de difficultés et de dangers qui se présentent trop souvent.

1° *Perforation de l'urèthre par le cathéter.* — Ce fait peut arriver chez l'adulte, mais la résistance plus grande et la courbure moins brusque de l'urèthre rendent cet accident beaucoup plus rare que chez l'enfant ; chez celui-ci le moindre effort suffit pour faire pénétrer le cathéter à travers la paroi uréthrale au-dessous et en arrière de la symphyse pubienne, et l'engager ainsi sous la vessie, et là la laxité assez grande du tissu cellulaire intervésico-rectal peut faire croire au chirurgien qu'il est dans la bonne voie, qu'il a pénétré dans la vessie. On conçoit la gravité de cette manœuvre. Le seul moyen pour éviter pareil accident et ne pas inciser les tissus sur un cathéter

placé hors de la vessie, c'est de n'opérer que lorsqu'on a
perçu nettement avec le cathéter lui-même le contact et le
choc de la pierre.

2° *Rupture de la portion membraneuse de l'urèthre.*—
C'est au moment où l'incision profonde achevée, on tente
dans l'opération de la taille latéralisée faite avec le bistouri, de la dilater avec le doigt que cet accident se produit ; il peut d'ailleurs être amené par deux causes très-
différentes : une incision vésico-prostatique trop étroite,
ou des incisions multiples de l'urèthre.

Tantôt l'opérateur retenu par la crainte de trop inciser,
ne fait à la vessie et à la prostate qu'une plaie insuffisante
pour recevoir l'extrémité du doigt: c'est en vain alors
que le chirurgien cherche à pénétrer, il ne fait que soulever et chasser devant lui la prostate et le col de la vessie,
tiraillant ainsi la portion membraneuse qui finit par se
rompre.— Cette insuffisance d'incision peut aussi amener
une autre fausse manœuvre, signalée par Murray Hum-
phrey. Incapable de pénétrer dans l'urèthre, le doigt glisse
dans le tissu cellulaire interposé à la vessie et au rectum,
et s'y creuse une cavité ; on introduit les tenettes et l'on
trouve la pierre recouverte par la paroi vésicale.

Tantôt, c'est au moment de ponctionner la portion
membraneuse, que le chirurgien dont l'ongle est mal
assuré dans la rainure du cathéter, tâtonne et incise à
deux ou trois reprises, avant de pouvoir engager conve-
nablement son bistouri dans la cannelure et le glisser
jusque dans la vessie; pendant ces tentatives l'urèthre a pu
être divisé dans trois ou quatre points plus ou moins
rapprochés. Si dans ces conditions on est obligé de faire
le moindre effort pour introduire le doigt dans l'urèthre,

on comprend qu'il se rompra facilement au-dessous de la prostate.

Lorsqu'un pareil accident survient, il convient, après s'être bien assuré que le bec du cathéter est dans la vessie, de créer au doigt une large route en incisant la prostate avec un bistouri pointu (Thompson, *Traité pratique des maladies des voies urinaires*, 1874, page 614).

Prolapsus du rectum.— On peut se trouver gêné par la chute du rectum pendant l'opération ; ce prolapsus est assez fréquent chez les jeunes calculeux par suite des efforts qu'ils font. Il suffit de refouler doucement l'intestin, puis, sa réduction obtenue, de charger un aide de le maintenir en place jusqu'à la fin de l'opération, au moyen d'un tampon appliqué sur l'anus.

Il est d'autres accidents qui sont communs à l'enfance et à l'âge adulte, nous ne ferons donc que les mentionner.

1° L'*hémorrhagie* survenant pendant ou aussitôt après, l'opération peut mettre en danger la vie de l'enfant. Le traitement dépendra de la nature de l'écoulement sanguin. Si la ligature est possible, il faut y recourir, c'est le plus sûr moyen pour arrêter une hémorrhagie artérielle. Si c'est une hémorrhagie en nappe, on emploiera la canule à chemise de Dupuytren ; ou même simplement une irrigation continue d'eau froide.

2° *Blessure du rectum*. — Elle peut se produire soit en faisant la première incision, dans la méthode prérectale, soit en retirant le bistouri dans la taille latérale. Si la plaie intestinale est petite, elle ne mérite pas qu'on s'y arrête : le plus souvent elle guérit seule ; si elle persistait on aurait plus tard à soigner une fistule recto-vésicale.

Enfin comme accidents tardifs on a à craindre l'hémorrhagie secondaire, la rétention, ou l'incontinence d'urine, la persistance d'une fistule urinaire, l'impuissance, l'infection purulente, l'urémie, l'incrustation de la plaie par des dépôts phosphatiques, etc., etc. ; tous ces accidents se produisent bien plus souvent chez l'adulte, et sont décrits dans tous les traités spéciaux.

Causes de mort chez l'enfant. — Les causes de mort à cet âge sont différentes de celles qu'on observe chez l'adulte, de même que les chances de mort sont loin d'être les mêmes aux deux extrêmes de la vie.

Chez l'adulte la mort survient par suite de l'inflammation du tissu cellulaire périvésical, qu'elle soit le fait d'une extraction violente et précipitée ou quelquefois d'incisions trop étendues, qui déterminent une infiltration d'urine. Chez l'enfant on n'a pas à craindre cette inflammation diffuse, en général du moins, pas plus qu'on n'a à redouter de franchir avec le bistouri les limites de la prostate. Ne sait-on pas en effet qu'il en est toujours ainsi et que cependant on guérit moitié plus d'enfants que d'adultes. Chez eux, ce qu'il faut surtout redouter c'est la péritonite, si rare chez l'adulte, et aussi l'épuisement général, presque aussi fréquent.

Chez l'enfant la vessie fait partie de la cavité abdominale bien plus que de la cavité pelvienne, et contracte avec le péritoine des rapports plus étendus que ceux qu'elle aura plus tard ; par là même, toute violence pour extraire la pierre retentira sur le péritoine, plus vite et plus directement chez l'enfant que chez l'adulte. Chez ce dernier la péritonite est rarement primitive, bien plus souvent elle est la conséquence d'un phlegmon périvésical développé d'abord. L'inverse est de règle dans le jeune âge ; les accidents péritonéaux sont les premiers à apparaître après une extraction laborieuse, ou des manœuvres intravésicales maladroites. Ils ne sauraient non plus être rattachés à une infiltration urineuse, car il est d'observation qu'on ne constate jamais cette complication chez les enfants, quoique les diamètres, très-petits à cet âge, de la prostate, l'exposent à être presque toujours, pour ne pas dire toujours, dépassés par les incisions ; et du reste, sans cela, les tenettes ni le doigt ne sauraient parvenir à la vessie. La terminaison fatale résulte bien plus souvent de la violence que de toute autre cause, mais c'est le péritoine qui est en jeu, bien plus que les connexions celluleuses de la vessie.

Après la péritonite vient en seconde ligne, comme cause de mort, l'épuisement. Le jeune enfant supporte mal une perte de sang, et si l'hémorrhagie est un peu considérable, ce qui est rare cependant, il peut succomber à un épuisement consécutif. Parfois aussi, si la pierre est déjà de date ancienne, l'enfant calculeux est réduit à un état cachectique ; il s'éteint graduellement sans effort tenté par l'organisme, comme aussi sans accident marquant. (Thompson, loc. cit.)

A côté de ces deux grandes causes de mort, chez l'enfant, il faut ajouter qu'on l'a vue survenir quelquefois à la suite de cystite, phlébite, néphrite, suppuration pelvienne, qu'on observe plus souvent chez l'adulte.

RÉSULTATS DE LA TAILLE.

Sur 100 tailles pratiquées chez les enfants, Guersant a

obtenu les résultats suivants : 6 sont morts de maladies intercurrentes ; 8 de péritonite, cystite, néphrite suite de l'opération. Sur les 86 guéris, 3 ont eu des fistules rectales, dont une a persisté ; et 2 sont restés affligés de fistule périnéale ; et 3 autres d'une incontinence d'urine plus ou moins notable.

Thompson publie les résultats suivants que lui a donnés la taille latéralisée :

AGE	CAS	MORTS	PROPORTION
De 1 à 5 ans....	473	33	1 14 1[2.
6 à 11 —	377	16	1 23 1[2.
12 à 16 —	178	19	1 9 1[2.

Dupuytren sur 19 opérations de tailles pratiquées chez des enfants de 1 à 10 ans, a obtenu 18 guérisons et une mort. Une autre statistique donne sur 37 opérations, 35 guérisons et 2 morts. Smith a fourni les chiffres suivants : 135 lithotomies, 106 guérisons et 29 morts.

« Ces résultats sont évidemment très-favorables. Mais si presque tous les malades ont la vie sauve, nous ne sommes pas suffisamment fixé sur les résultats définitifs de l'opération. Quelle est la proportion des fistules chez les enfants opérés par la taille ; qu'elle est l'influence de la section du col de la vessie sur les fonctions génératrices de ces sujets ? Toutes questions fort importantes qui doivent être prises en considération dans la comparaison des deux procédés de traitement applicables aux calculs de la vessie chez de très-jeunes garçons. » (Dolbeau, *De la pierre,* p. 190.)

CONCLUSION.

Depuis l'invention de la lithotritie et les perfectionne-
ments qu'on y a apportés, il n'est pas un chirurgien,
de quelque pays qu'il soit, qui ne pense tout d'abord à
appliquer cette nouvelle méthode lorsqu'il est consulté
par un adulte atteint de calcul vésical. Lorsqu'au contraire
il s'agit d'un enfant, on s'en tient à la vieille pratique
de la taille ; il est certain, en effet, que cette opération a
donné, et donne tous les jours, d'excellents résultats :
mais nous pensons que bon nombre des enfants qui ont été
ainsi guéris, l'auraient été aussi bien par la lithotritie
sans courir les dangers auxquels expose la taille. Le
seul argument sérieux opposé à l'emploi du broiement
de la pierre dans la vessie, est que la taille donne un
nombre suffisant de succès et qu'il est inutile de chercher
un autre procédé dont l'application peut être longue,
difficile ou ennuyeuse pour le chirurgien. Loin de nous la
prétention de vouloir amoindrir les services rendus par la
taille ; mais, de même qu'on ne l'emploie chez l'adulte
que comme moyen extrême, nous croyons qu'on ne
devrait la pratiquer chez l'enfant qu'après avoir reconnu
l'impossibilité de faire la lithotritie.

Observation I. — Hôpital des Enfants.

Service de M. de Saint-Germain (janvier 1874).

Calcul vésical ; lithotritie ; guérison.

P..., âgé de 12 ans, est couché au n° 16 de la salle Saint-Côme.

Ce petit malade, qui est fort intelligent, se plaint de ce qu'il urine difficilement, et avec douleur. Il ne saurait dire depuis quelle époque il s'est aperçu de ces troubles, et les parents interrogés n'ont pu donner aucun renseignement à cet égard.

Actuellement il a des envies d'uriner fréquentes, et chaque fois il ne rend qu'une petite quantité de liquide ; à chaque miction il sent un peu de chaleur le long du canal, et après qu'il a fini, il conserve à l'extrémité du gland une sensation de brûlure qui persiste quelque temps.

La nuit il souffre moins, mais pisse au lit.

Enfin il raconte que lorsqu'il joue avec ses camarades, et qu'il a beaucoup couru, il éprouve au périnée une douleur sourde.

Il n'a jamais uriné de sang ; n'a pas de douleur dans les reins; les fonctions digestives s'accomplissent bien, l'enfant est d'une bonne santé habituelle.

Le malade est sondé avec une sonde de petit calibre, à bec court et à courbure brusque. M. de Saint-Germain constate facilement la présence d'un calcul dans la vessie.

Il se décide à en débarrasser l'enfant par la lithotritie

Avant de procéder à cette opération, il a l'intention de dilater le canal de l'urètre, de façon à pouvoir introduire un brise-pierre suffisamment solide.

Le malade est donc soumis à un cathétérisme régulier; la première bougie introduite correspond au n° 10 de la filière Charrière; on augmente progressivement le calibre des bougies et en une quinzaine de jours on arrive à introduire une bougie n° 21.

Le cathétérisme étant parfois douloureux, on a dû endormir le malade avec le chloroforme; il a eu plusieurs fois du spasme du col vésical.

On lui donne chaque jour un bain tiède et une potion contenant du bromure de potassium.

Le cathétérisme n'a jamais amené de réaction. Enfin, jugeant le canal suffisamment dilaté, puisqu'il admet une bougie n° 21, le chirurgien pratique l'opération.

Le malade est placé sur le dos, le bassin élevé par un coussin, une injection d'eau tiède lui est faite dans la vessie; et lorsqu'il est endormi, M. de Saint-Germain introduit un lithotriteur de Guillon.

Le calcul est saisi et broyé; puis les fragments sont repris et écrasés de même. La séance a duré une minute et demie environ.

L'enfant est reporté dans son lit. Il lui est absolument défendu de se lever, et d'uriner autrement que couché sur le dos.

Dans la nuit qui suit il éprouve un léger mouvement fébrile.

Les urines laissent déposer des fragments d'une concrétion calcaire.

Huit jours après, une nouvelle séance permet d'écraser des fragments qui sont expulsés dans les urines le jours suivants.

Aucune réaction n'a suivi cette seconde opération.

Cinq jours après, une nouvelle exploration ne révèle plus rien d'étranger dans la vessie.

Les urines sont limpides, et ne contiennent aucun débris de calcul.

L'enfant sort de l'hôpital complètement guéri.

Ce malade est revenu dans le courant de novembre. Il a affirmé n'avoir plus éprouvé aucun trouble dans les fonctions de la vessie.

Obs. II. — Hôpital des Enfants,

Service de M. de Saint-Germain.

Calcul vésical ; lithotritie ; guérison (rougeole intercurrente).

Le 1ᵉʳ juin 1874, on amène à la consultation un enfant de 6 ans et demi, d'apparence assez vigoureuse, nommé Scholl (Pierre). Les parents disent que depuis quelque temps, mais sans pouvoir préciser depuis quelle époque, leur enfant éprouve des troubles dans la miction.

Il éprouve des envies fréquentes d'uriner, et ne rend chaque fois que quelques gouttes de liquide. Ces envies se répètent aussi bien le jour que la nuit ; ses draps et ses vêtements sont constamment souillés par l'urine. De plus le petit malade se plaint d'éprouver en urinant des douleurs qui parfois lui arrachent des cris.

Tels sont les seuls renseignements que peuvent donner les parents et l'enfant.

On fait revenir le petit malade le lendemain dans la salle afin de l'examiner plus complètement et de le sonder.

L'enfant est soumis aux inhalations de chloroforme et

endormi. Une sonde d'argent de petit calibre, à courbure courte et assez prononcée, est introduite dans la vessie avec la plus grande facilité, en la portant vers le bas-fond, le chirurgien perçoit immédiatement une sensation spéciale de frottement qui ne peut être attribuée qu'au contact d'une concrétion.

Une petit quantité d'eau tiède est injectée dans la vessie ; l'enfant est tourné à droite, puis à gauche ; le calcul se déplace pour gagner le point le plus déclive du réservoir urinaire ; il est donc libre de toute adhérence.

L'exploration faite en promenant la sonde de droite à gauche et d'avant en arrière alternativement, permet de penser que le calcul est unique et probablement d'assez petit volume. On est obligé de s'en tenir à cette appréciation approximative, le calibre de l'urèthre ne permettant pas l'introduction du brise-pierre.

A la suite de cet examen, l'enfant est admis à l'hôpital et couché au lit n° 2 de la salle Saint-Côme.

M. le Dr de Saint-Germain a l'intention de dilater le canal, pour permettre l'introduction du lithrotriteur.

5 juin. On commence la dilatation du canal ; une bougie en gomme à bout olivaire, correspondant au n° 12 de la filière Charrière est introduite dans l'urèthre. L'enfant crie et pleure ; arrivée au col vésical la bougie est arrêtée par un spasme qui dure quelques instants, puis se calme, et la bougie pénètre dans la vessie. On la laisse en place une demi-heure environ. L'urine s'écoule entre le canal et la sonde.

Prescription : Un bain tous les jours.

Le 6. Le lendemain on introduit de la même façon une bougie n° 13 ; puis un n° 14, et enfin un n° 15, assez facilement; mais on ne put aller plus loin. Le méat urinaire serre fortement la bougie et l'empêche de progresser. De plus les douleurs sont assez vives.

Prescription : Une potion avec bromure de potassium.

On laisse l'enfant reposer quelques jours.

Le 12. On essaie de nouveau la bougie n° 15. Son introduction est difficile; la sensibilité de l'enfant est un peu moins grande, mais le méat oppose une résistance assez considérable, pour faire craindre une déchirure, si on forçait un peu.

Le 13. Le méat est débridé en bas avec le bistouri boutonné; immédiatement on peut introduire assez facilement une bougie n° 17 qu'on laisse en place pendant une heure environ.

Les jours suivants on continue en augmentant peu à peu le calibre de la bougie, et le 20 juin, on arrive à passer une bougie n° 20 de la filière Charrière.

Mais le malade qui était atteint d'un catarrhe oculonasal contracte la rougeole, et le traitement est suspendu. Cette rougeole évolue normalement, sans présenter de complications.

5 juillet. Toute trace de la maladie ayant disparu on reprend la dilatation.

Le 7. Une bougie n° 20, ayant été introduite avec facilité, il est décidé qu'une première séance de lithotritie aura lieu le lendemain.

Le 8. Le malade est endormi; on le place sur un lit et un coussin un peu dur est glissé sous le siége de façon à l'élever. Les jambes et les cuisses sont fléchies, et maintenues dans l'abduction par deux aides.

Une injection d'eau tiède d'environ 100 grammes est

faite dans la vessie qui la conserve après que la sonde a été rétirée. Le brise-pierre employé correspond à peu près comme volume à la bougie n° 20 de la filière Charrière. Il est muni de l'écrou brisé de Civiale.

Après l'avoir soigneusement graissé avec du cérat, le chirurgien l'introduit facilement jusque dans la vessie. Le calcul est saisi ; et l'échelle graduée de l'instrument indique un diamètre d'un centimètre et demi.

Le calcul est très-friable, et se broie avec la plus grande facilité. Les fragments sont ensuite recherchés et écrasés de la même façon à quatre reprises différentes. Puis l'instrument est retiré.

La séance a durée deux minutes et demie.

L'enfant est reporté dans son lit ; on lui interdit tout mouvement ; et on ne doit le laisser uriner que couché sur le dos.

Les urines, examinées le lendemain et les jours suivants, contiennent des débris de calcul qui se déposent au fond du vase.

L'enfant n'a eu aucun mouvement fébrile, aucun malaise : cependant on le laisse reposer huit jours.

Le 15. Une deuxième séance a lieu ; on trouve encore dans la vessie quelques fragments qui sont saisis et écrasés.

L'enfant est soumis aux mêmes règles que la première fois.

Le 22. L'enfant n'a ressenti aucune douleur, aucun malaise, ses urines ont laissé déposer quelques débris de concrétion. Une nouvelle exploration ne révèle plus de corps étranger dans la vessie.

Les jours suivants l'urine ne laisse aucun dépôt.

Le 25. L'enfant sort de l'hôpital parfaitement guéri.

Deux séances de lithotritie, de deux minutes de durée chacune, avaient suffi pour obtenir ce résultat.

Obs. III.

Clinique chirurgicale du Dr Porta, de Pavie.

Nous trouvons dans l'*Union médicale* du 29 septembre 1874, la note suivante sur deux opérations de lithotritie pratiquée par le Dr Porta, de Pavie.

La première fois il opéra une petite fille de 5 ans qui fut guérie sans accident.

Dans le second cas il s'agissait d'un petit garçon de 6 ans, chez lequel on broya la pierre avec un petit lithotriteur. La première séance dura environ quatre minutes ; il n'y eut aucune réaction fébrile, et les fragments furent rendus les jours suivants. Trois opérations furent faites le 3, le 10 et le 15 août, sans que la vessie fût distendue.

Le 6 septembre il ne restait plus de calcul, le petit malade sortait entièrement rétabli.

BIBLIOTHEQUE NATIONALE DE FRANCE
3 7531 03273259 7

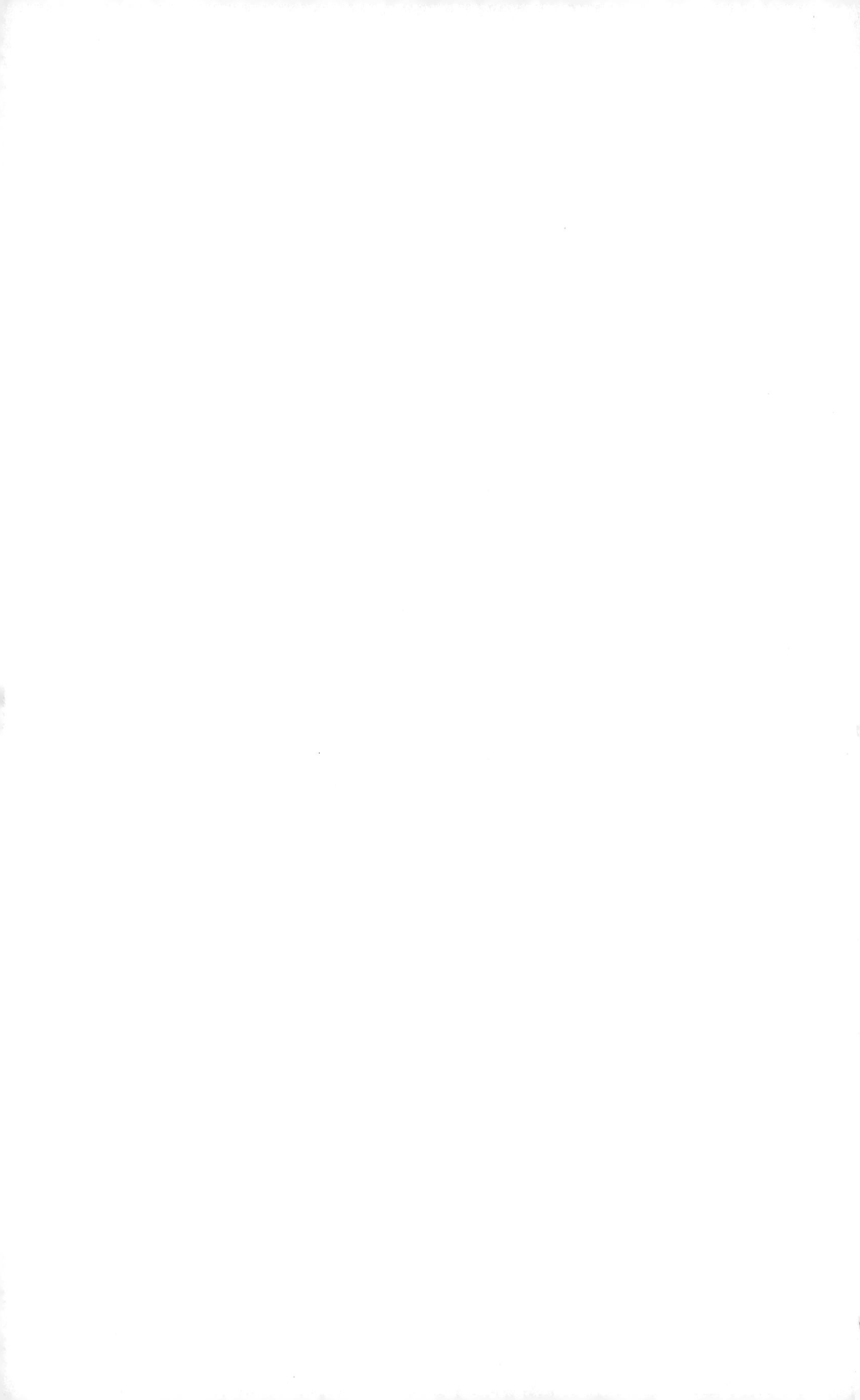